Mental health

MIYAGI Mariko
TSUNODA Yoshiko
KISHIMOTO Tomomi

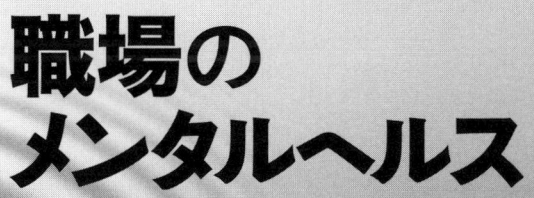

職場の メンタルヘルス

宮城まり子・角田佳子・岸本智美

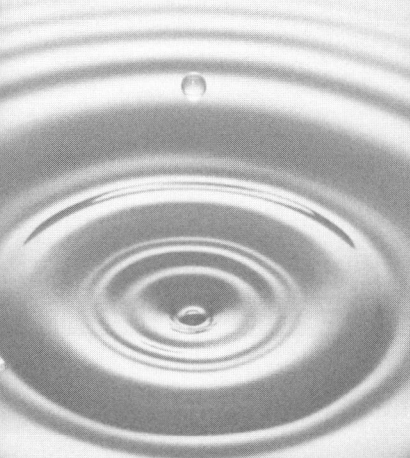

駿河台出版社

はじめに

『自由からの逃亡』を著した心理学者のエーリッヒ・フロム（Fromm, E.S.）は、「haveの時代は終わった。これからは、beでなければだめだ」と言っています。これは、我々が「have：持つ」から、「be：存在する、ある」ということに価値を置き換えることの重要性を示唆したものであり、「物質的な豊かさから、存在や精神的な豊かさ」(well–being)への転換の大切さを説いたものであると考えられます。すなわち、どんなに「物質的に恵まれた生活」を私達が日々享受していても、それは必ずしも「心の豊かさ」に結びついていないからだと考えるからでしょう。

　日本社会は経済不況の荒波を受け現在厳しい経済環境にはあるものの、広く世界的な視点からみれば成熟した物質社会であり、大人も子どもも豊富な物に囲まれた物質的な生活を営んでいます。しかし、こうした物質的に成熟した豊かな発展社会は、人々を精神的な真の幸せに導いたでしょうか。「物の豊かさ」はイコール「心の豊かさ」であると言えるでしょうか。

エーリッヒ・フロムが指摘したように、日本でもこれからは「物の時代から心の時代」であると言われてすでにずい分長い時間が経ちました。しかし、今日の現実はどうでしょうか。物の豊かさが必ずしも心の豊かさを保障する社会になっていません。それは日本において特に顕著であると言えます。というのは、日本社会の高度な発展に反比例した厳しい事実が存在しているからです。その事実の一例として、悲しいかな日本の自殺者数の多さです。世界で注目を浴びる日本の自殺者数の多さは、日本の物質的豊かさに対する皮肉な結果であると言えるでしょう。
　自殺原因に関しては、多様な要因が考えられ一概には言えないものの、長時間労働、過重労働の結果、また、働く人達の仕事に関する多様なストレスが原因となって心の病気（多くがうつ病：気分障害）となり自殺に至るケースも認められます。こうした自殺に至る原因はともあれ、自殺を決行する前の精神状態は70％近くの人が、共通してうつ状態であると考えられています。彼らの自殺原因は、ほとんどが精神的ストレスからであることが明らかにされています。
　近年、自殺を防止する取り組み、すなわちメンタルヘルスの促進活動が、地方自治体や組織・企業で盛んに行われるようになってきています。その目的は、何よりもまずうつ病（気分障害）などの「心の病気」に陥ることなく、いかに心が健康で、豊かで充実した生活を送り、もてる能力を最大限活かして働き、人生を楽しむことができるようになるか支援することです。その結果が、自殺を防止することにつながっています。
　企業においては、何よりも収益が第一ではなく、働く人々の心身の健康が最優先課題です。身体の健康は心の健康でもあり、身体と心の健康は表裏一体の関係にあります。しかし、一般的に身体の健康には注意を払い、健康診断を毎年受ける、人間ドックに入るなど、身体の健康に気遣い関心をもつ人は多いのですが、それと同等に、心の健康を重視する人は少ないのです。心の病気、精神的なストレスに関しては、血液や尿の検査のように科学的な検査結果により、数値ですぐに明らかにするこ

とができないため、なかなか心の病気のはじまりは理解されにくく、早期発見が難しいのも事実です。気づいた時には、メンタルヘルスの状態がかなり悪いことがあります。

近年特に働き盛りの人達の心の病気が増加しています。中でも注目すべきは、心の病気に罹患する年齢層が若年化していることです。増加率に関しては、若い「30代の心の病気」の増加率が最も高くなっています。30代と言えば、社会へ出て10年以上が過ぎ、仕事を一人前に覚え中堅層として働き盛りの年齢です。周囲からの期待も強く特に有能な人には育成的な観点からも仕事が次から次へと与えられ、能力開発をしキャリアが磨かれる重要なステージにある人達です。

こうした働き盛りの有能な人達が過重な労働、ストレスから次第に心を病み、倒れ、休業に至ることは、職場や組織にとって、大きな打撃であることは明らかです。一人が休業すると、仕事の分担をはじめ、職場の周囲の人達への影響が多様に出てきます。

また、中途半端な状態での職場復帰から心の病気を再発し、休業・職場復帰を繰り返すケースも増加しています。こうした心の病に罹患する社員の休業により発生する負担額は、日本全国で総合すると1兆円にのぼるとも概算されています。

心の病気は対応がとかく後手後手にまわるケースが多いと言えます。「なぜ、もっと早く分からなかったのか」など、職場における適切な対応の遅れが原因となり悪化します。大切なことは、病気になってから対応するのではなく、まず「心の病気を予防する」ことです。すなわち、「もぐら叩き」のような対症療法ではなく、現場の抱える課題や組織の根本的な経営課題を明確化し、まずその問題解決を行い労働環境を改善すると同時に、働く人の心の病気を予防するための「メンタルヘルス支援」施策を組織全体で具体的に実施することが必要です。

メンタルヘルス施策としては、自分の心身の健康は自ら守るという「セルフケア」が最も大切であることは言うまでもありません。多少の

ストレスは誰にでも存在するのが当然です。むしろ「よいストレス」（ユーストレス）は、人を適度に緊張させ、人を成長させ、生産性をあげる機能をもちます。仕事上の達成目標、自己啓発目標などはよいストレスに含まれます。しかし、「悪いストレス」（ディストレス）は最小限にし、できる限り上手に発散しストレス解消することが必要です。

職場の人間関係ストレス（特に上司や先輩との葛藤関係）、過重な仕事量などは「悪いストレス」です。したがって、セルフケアのためには、自らのストレス・マネジメントや心の病気の基礎知識などが必要です。

メンタルヘルス施策の中でも特に重要なのが、管理監督者（上司）による快適職場づくり、部下のマネジメントと心の病気の予防、メンタルヘルス不調の早期発見、早期対応です。こうした上司の如何により、職場のメンタルヘルスは大きく異なります。しかし、現実的に部下は上司を選択することができないため、上司の「アタリ・ハズレ」が発生します。

よい上司は職場を活性化し、部下のモチベーションをアップし、生産性をあげ成果を生み出します。よい上司のもとで働く部下は、上司から適切な指導や教育を受け、上司をキャリアモデルとして見習いながら、内発的に動機付けられ能力をさらに開発し人材として育ちます。また、よい上司は部下に関心をもちよく観察し、自ら積極的に声をかけ部下の話をよく聴き状態を把握します。もし、部下に問題が発見されれば、よい上司は即座に適切な対応をとるでしょう。

このように、組織のメンタルヘルス施策では上司が重要な役割を果たします。一人ひとりが自分自身の心の健康を守る「セルフケア」に対し、こうした上司の対応を「ラインによるケア」といいますが、ラインによるケアの質の如何が職場のメンタルヘルスを大きく左右する鍵となります。すなわち、メンタルヘルス施策において最も重要なことは、質の高いラインによるケアをいかに実現し、職場でのメンタルヘルス不調の予防を行うかです。

そこで、この拙著は特にメンタルヘルス施策の「ラインによるケア」

に役立てていただくために書かれました。メンタルヘルスの重要性は十分に理解していても、マネジャーとして具体的にどのようなメンタルヘルス知識が必要か、日常からどのような行動、対応が実際に求められるのかなどについて、現場に即して理解し実践していただくことを念頭に置き平易に書かれたものです。執筆を担当した3名は、いずれも産業臨床分野の臨床家（カウンセラー）として組織にかかわり、メンタルヘルス教育、メンタルヘルス不調者へのカウンセリングを行っています。こうした長年の臨床経験から事例を豊富にあげながら執筆された拙著は、管理監督者のメンタルヘルス教育のテキスト、ラインによるケア・セルフケアのテキストとしても最適なものと考えています。現場におけるメンタルヘルスのさらなる向上、心の病気の予防に広くお役に立てていただくことを期待しています。

2010年8月

宮城まり子・角田佳子・岸本智美

contents

職場のメンタルヘルス
目次

はじめに ……………………………………………………………… 003

第1章
職場のメンタルヘルスケアはなぜ大切なのか
……………………………………………………………… 017

第1節
働く人のメンタルヘルスを取りまく現状 …………………………… 018
1. 働く人のメンタルヘルスの現状
2. メンタルヘルス不調の背景

第2節
長時間労働とメンタルヘルスの関係 ………………………………… 021
1. 長時間労働とその実態
2. 長時間労働の睡眠への影響

第3節
メンタルヘルスの重要性とその取り組み …………………………… 024
1. メンタルヘルスとはなにか
2. 4つのメンタルヘルスケア

第4節
心の病気と休業・職場復帰 ……… 030
1 休業・職場復帰への対応
2 休業・職場復帰のトータルなメンタルヘルスケア

第5節
若年層のメンタルヘルスと
心の病気 ……… 032
1 若い社員のメンタルヘルス不調の増加
2 若年層の早期離職とメンタルヘルス
3 何でも話し合える職場づくり

第6節
企業における
メンタルヘルス施策とその課題 ……… 036

第2章
職場の
メンタルヘルスケア
……… 039

第1節
基本・原則となる考え方の確認 ……… 040
1 職場のメンタルヘルスケアに関するマネジャーの役割とは何か?
2 判断のよりどころ・原理原則

3 職場で起きている事象の捉え方

第2節
メンタルヘルス不調を予防し、より健全な職場にするために ………… 054
〜1人1人の部下・「いつもの部下」の把握と、
　指導・育成の重要性〜
1 部下に関心を持つことからはじめよう
2 能力・適正・志向性に応じた指導・支援・采配
3 部下との信頼関係づくり

第3節
マネジャー自身のセルフケアの重要性 ………… 062
1 マネジャーとしてのストレス、いろいろ
2 マネジャーのストレスへの気づきの無さが、
　部下を追い詰めることもある

第3章
メンタルヘルス不調の症状と病態
………… 073

第1節
うつ病（気分障害） ………… 074
1 うつ病とは何か
2 うつ病の治療

3 うつ病と自殺のリスク

第2節
アルコール依存症 ……… 088
1 アルコール依存症とは何か
2 アルコール依存症の治療

第3節
心身症 ……… 090
1 心身症とは何か
2 心身症になりやすい人の特性

第4節
パニック障害 ……… 092

第5節
統合失調症 ……… 093
1 統合失調症とは何か
2 統合失調症の症状
3 統合失調症の治療
4 職場での対応と課題

第6節
発達障害―アスペルガー障害 ……… 096
1 アスペルガー障害とは
2 職場での対応と課題

第4章 早期発見・早期対応

第1節 「いつもの部下」と違う状態に気づく
1. 関心を持つこと
2. 「闇夜の希望（やみよのきぼう）」
3. 「変化」の時期は要注意

第2節 「いつもの部下」と違う状態に気づいた後の対応
1. 声かけと確認
2. マネジャー自身の裁量でできること（すべきこと）
3. 社内外の資源との連携〜独りで抱え込まない〜

第5章 体調回復に向けた休業から職場復帰・職場再適応へ

第1節 サポーターとしてのスタンス
〜会社・自職場の「基準」と「温情」から〜
1. サポーターとしてのマネジャー

2 部下の「休業」〜「職場復帰」〜「職場再適応」への支援の流れ

第2節
休業開始〜休業中の支援 ……… 148
1 休業の勧め
2 休業中の様子の確認

第3節
職場復帰時および職場復帰後の支援 ……… 169
1 職場復帰前の支援
2 職場復帰時の支援
3 職場復帰後の再適応・再休業予防に向けて

第4節
組織的な体制・取り組みが
不十分だと感じられるとき ……… 183

第6章
生涯発達と
メンタルヘルス
………185

第1節
人間の発達は安定と不安定を繰り返す ……… 186
1 自分を再生するための好機
2 質の高い安定への過程

第2節
ライフイベント（人生の出来事）とメンタルヘルス —— 188

1. 就職：若者のメンタルヘルス
2. 異動：若年期のメンタルヘルス
3. 転勤：中堅期のメンタルヘルス
4. 昇進：中堅期のメンタルヘルス
5. 中年期のクライシスと新たな出発
6. ライフステージと夫婦関係——その変化と危機
7. 定年へ向けての準備
8. 第二の人生のスタートと歳をとることの価値
9. 偶然の中にも意味を見出す：人生の役割を果たす
10. 人生90年時代の人生設計

おわりに —— 213

第1章

職場の
メンタルヘルスケアは
なぜ大切なのか

現在どの企業（組織）でも、メンタルヘルス不調者が増加傾向にあり職場にさまざまな影響が出ています。このようなメンタルヘルス不調者の増加の原因となる社会背景にはどのような要因があるのか、増加する若者のメンタルヘルス不調者に効果的に対応しメンタルヘルス不調を予防するためには具体的にどのようなシステムを組織内に作ったらよいのかなどについて考えてみましょう。また、メンタルヘルス不調から休業・職場復帰をする場合も含めてトータルなメンタルヘルスケアについてご一緒に考えましょう。

第1節
働く人のメンタルヘルスを取りまく現状

1 働く人のメンタルヘルスの現状

　情報技術の驚異的な発展による変化、少子高齢化社会の到来、貧困による格差問題など、私達が生活する現代社会は、多様な問題を複雑に抱えています。そして一方、職場においては急速な情報技術革新、グローバル化、世代間の大きなギャップ、価値観の多様化、厳しい成果主義、雇用形態の多様化などによって、労働環境、職場環境にはこれまでにはない大きな変化が生じています。

　このような社会環境変化や経済状況による変化は、組織の経営管理と働く人達の毎日の生活、働く人々の働き方・生き方（ライフキャリア）やメンタルヘルスの状態に大きな影響を与え、その結果、働く人々のメンタルヘルスに関する問題を発生させる主たる要因となっています。

　特に近年のアメリカに端を発した金融危機の影響は、世界中に深刻な経済不況をもたらしています。日本においても、産業現場とそこで働く人達に大きな圧力が加えられ、倒産やリストラによる失業、期間雇用の

契約切れによる失業などが生じました。こうした予測外の出来事に遭遇したことによって、働く人達は大きな環境変化に戸惑い、苦悩・葛藤し、今後の生活設計のめども立たず、不安を感じている人達が増加しています。

厳しい不況の中では、経営施策としてどの組織も業務の合理化、人件費の大幅カットを打ち出しており、その結果、職場では最小限の人数で効率をあげ、最大限の効果をあげることによって、生産性を向上させることを第一の目的とし、一人ひとりの労働者に過重な労働負荷がかかる状況が発生しています。その結果今日では、職務上の過重なストレスから、多くの働く人達に心身の健康問題が発生しています。

2 メンタルヘルス不調の背景

特に1998年（GDPが前年比マイナスに転じ、所得もマイナスに転じた年）以降、日本では年間の自殺数が3万人を越える（警察庁2010）という、世界的にも大変不名誉な「自殺大国日本」になっており、昨今では政府をはじめ企業においても自殺防止対策、すなわち働く人達のメンタルヘルスの向上、職場からメンタルヘルス不調者を出さないことを目標に予防対策に真剣に取り組んでいます。

企業にとって、従業員が自殺するということは、対外的な企業イメージにダメージを与えるばかりではなく、社員には人事・労務・健康管理体制への不信感をもたらし、不安から仕事へのモチベーションを次第に低下させることが考えられます。特に、世界規模の不況による厳しい経済状況下では、今後もさらに労働者のメンタルヘルス不調、自殺者が増加することが懸念されており、特に、自殺者の増加は日本の企業経営や経済活動に大きなマイナス影響を与えると考えられています。

メンタルヘルス不調者や自殺者の増加傾向に現れているように、厳しい労働環境の中で働く人達のメンタルヘルスは近年悪化の一途をたどっ

ています。具体的な例をあげると、ある調査によれば、従業員数3000人以上の大企業では、「最近3年間に心の病気の社員が増加しているか」という質問に対し、「そうである」と回答している企業は77％も存在しています。その中で、年齢別に見ると、30代の若年層が特に増加傾向を示しています。また、心の病気のために1ヶ月以上休業をしている社員がいると回答している企業は74.8％、そして、心の病気の中でも最も多いのは、うつ病であると回答している企業は94％となっています（日本生産性本部メンタルヘルス白書2008）。

調査結果にも見られるような働く人達の深刻な現状より、組織はメンタルヘルスの悪化をいかに防止するかが問われています。またそれ以前に、働く人達のメンタルヘルスケアをさらに充実させ、彼らが心身ともに健康で、イキイキと前向きに内発的に動機づけられて元気に働き、結果、職場の生産性を向上させ、人々が仕事にやりがいと喜びを感じることができるような職場環境をいかに創造するかが、まさに問われているといえます。

こうした働く人の心の病気が増加している原因として、共通に挙げられているのは次のようです。それらの原因とは、①1人で行う仕事が増えている、②職場のコミュニケーションが減少している、③職場の人間関係が変化している（職場に助け合いがない）、④業務量と従業員数のアンバランス、などがあげられています。こうした原因からは、企業のダウンサイズ、人件費の削減などの影響により、以前よりも働く一人ひとりにかかる負荷が過重となっている状況があることがうかがえます。そして、その中でも特に、有能な若年層（30代）に多大な労働負荷がかかっており、増加傾向にある若年層のメンタルヘルス不調のひとつの原因となっています。若年層のメンタルヘルスの課題は、今後企業にとってますます重要な問題となっていくことが予想されます。

第2節
長時間労働とメンタルヘルスの関係

1 長時間労働とその実態

　平成19年における日本人労働者の年間総実労働時間は1850時間であり、平成18年と比較すると8時間も増加しています。このうち、常用労働者に関しては、年間総実労働時間は2033時間と前年に比べて10時間も増加しています。また、「労働力調査」(厚生労働省2008)によると、労働時間が週35時間未満の雇用者が増加する一方で、週60時間以上の長時間労働を行う雇用者の割合も高い水準になっています。

　また、60時間を越える長時間労働に従事する人達の年代別割合では、25歳～29歳は27.8％、30～34歳は28.3％とほぼ4人に1人の働く若い人達は、週60時間以上の労働に従事しています。また一方、働く人たちの有給休暇の取得率について見ると、2006年の年次有給休暇の取得率は46.6％であり、年次有給休暇の取得率の低下が続き、働き詰めで休みも十分に取れない状況が存在していることが分ります。長時間労働について世界各国と比較すると、日本男性の長時間労働従事者は韓国の

54％に次いで、日本は39.6％と世界第2位に位置しています。ちなみに、その他の国の長時間労働割合はアメリカ24.3％、カナダ15.7％、フランス20.4％、オランダ11.0％、ノルウェー5.3％であり、国際的にも長時間労働に従事する日本の働く人の割合がいかに多いかが分かります。こうした長時間労働による影響は、働く人達の心身の健康に大きな悪影響を与えていることは容易に予測できます。

2 長時間労働の睡眠への影響

　こうした長時間労働の結果、睡眠時間を十分にとることができないために、次第に心身の健康を害し、過重労働から心身症、抑うつ状態などを招くことになります。例えば、過労死の認定基準では、もし、月に100時間以上の残業を続けた場合、脳心臓疾患発症との因果関係が強くなるといわれています。すなわち、長時間労働の負荷が長期間に渡ってかかった場合には、疲労が徐々に蓄積し、その結果、脳や心臓疾患を発症させると考えられています。

　現在、社員がもし月に100時間以上の残業をした場合と2ヶ月〜6ヶ月間のうち1ヶ月平均80時間以上の残業をした場合には、産業医の面接指導を受けなければならないことになっています。それは、100時間以上の残業をしている社員は、99時間以内の残業の社員と比較して、精神疾患発病までの期間が早く、発病から自殺に至るまでの期間も短いことが、研究から明らかになっているからです。すなわち、100時間以上の残業を続けるとそれ以下の残業時間の人たちよりも、早く発病し、早く死亡する結果を招くということです。

　また、長時間労働はその結果として睡眠時間の減少を当然招くことになります。睡眠時間4時間未満の人達と4時間以上の人達とを比較した研究では、十分な睡眠時間を確保できていない場合には、精神疾患の発症までの期間が短いことが明らかになっています。

すなわち、4時間未満の睡眠が20週続いた時点で、精神疾患の発症率は80％であるのに対して、4時間以上の睡眠をとっている場合には、発症率は60％であるという結果が出ています（職場における過労死、自殺予防に関する研究2003）。このように、長時間にわたる過重な労働、少ない睡眠時間は、労働者に疲労の蓄積を徐々にもたらし、精神疾患へと導く最大の要因となっているわけです。

　したがって企業に対しては、長時間労働者が疲弊・消耗し、その結果、抑うつ状態となり、うつ病へ移行することのないよう、何よりもまず長時間労働を防止することが、働く人のメンタルヘルス対策として最も求められています。こうした長時間の過重労働による深刻な状況から、近年、働く人達の「ワーク・ライフ・バランス」（仕事と生活の調和）の重要性が叫ばれています。すなわち、長時間にわたる過重な労働を防止するために、時間外・休日労働の削減、年次有休休暇の取得の促進などを積極的に行うことにより、メンタルヘルス対策のひとつとして、長時間労働を容認しない社会的な風土を醸成することが必要と考えられています。

第3節

メンタルヘルスの重要性とその取り組み

1 メンタルヘルスとは何か

　これまでの統計的に見た働く人達のメンタルヘルス不調に関する厳しい現状からも、いかに心の病気を事前に予防し、働く人達のメンタルヘルスを維持、さらに向上するかという問題は、まさに企業の重要な経営課題でもあります。心身の病気の原因となる長時間労働の問題やその他の多様なワークストレスを最小にし、働く人達が「ワーク・ライフ・バ

表1 ■ 心の健康の5つの条件

5つの条件	内容
①自分をありのまま受容できること	自己受容、自己肯定感
②他者と交流できること	対人交流、人とのコミュニケーションが可能
③客観的に物事を捉えることができること	客観的な認知——自己認知、状況認知
④主体性があること	自ら発動する自主性にもとづく行動
⑤自分をコントロールできること	感情、行動の抑制・統制

ランス」(仕事と生活の調和)の実現を可能にするような取り組みが欠かせません。そのためには、人事施策や働きやすい職場環境の整備、健康を支援する福利厚生の充実などとともに、従業員が個々に抱える多様な問題に対する問題解決支援が必要とされています。

メンタルヘルス(心の健康)とは、単に「心が病気ではない状態」を意味する概念ではありません。メンタルヘルス、すなわち心の健康とは、心が安定しており環境に適応し、加えてより動機づけられ、前向きで意欲的に働く姿勢や態度を有している状態と態度・行動を示す概念です。

心の健康の必要条件として内山喜久雄は表1に示す5つの条件をあげています。

こうした5つの条件を備えている状態を心の健康としています。したがって、この5条件の反対の状態となる状態、すなわち、①自己否定をする(自分はだめだ、能力がない、他の人よりも劣っている)、②人との交流やコミュニケーションが取れない、人と交流ができない(孤立し心の交流がもてない、よい人間関係を結べない)③客観的な視点から現実を捉えることができない(主観的判断に偏り、冷静で論理的な思考ができない)④主体性がなくなる(自ら仕事をしない、指示命令しないと行動しない、催促しないとやらない)、⑤感情や行動のコントロールができない(感情的に反応する、酒、薬物など抑制がきかない)状態になる。こうしたメンタルヘルス不調サインは、初期の心の病気を示すサインとなり、早期発見のてがかりとなるでしょう。

2 4つのメンタルヘルスケア

厚生労働省は2000年に「事業場における労働者の心の健康づくりのための指針」を発表しました。事業場において事業者が努めるべき従業員の心の健康保持増進のための措置を次のように定めています。この指

針では、労働者のメンタルヘルスケアに関して、次のような4つのケアをあげています。

　それらは、①セルフケア（自分自身によるメンタルヘルスケア）、②ラインによるケア（管理監督者による部下のメンタルヘルスケア）、③事業場内の産業保健スタッフ（産業医、カウンセラー、保健師、看護師など）による従業員のメンタルヘルスケア、④事業場外資源（地域の専門病院、保健所、EAPカウンセラーなど）による4つのメンタルヘルスケアです。こうした4つのケアを、継続的かつ計画的に実施することによって、職場環境の改善、メンタルヘルス不調者への対応、職場復帰のための支援などを円滑に行うようにする必要があります。

　4つのメンタルヘルスケアを組織において推進するにあたっては、次のような事項に留意する必要があります。それらは、①心の健康問題の発生過程は個人差が大きく、その過程の把握が困難である点、また心の健康問題を抱える従業員に対して、健康問題以外の観点から評価が行われる傾向が強いという問題。②個人情報の保護への配慮。個人情報の保護の配慮は従業員が安心してメンタルヘルスケアに参加できること、個人情報の保護はメンタルヘルスケアが組織内で効果的に推進されるための大切な条件ともなります。③人事労務管理との関係。心の健康は職場配置、人事異動、職場の組織の人事労務管理と密に連携を取らなければ、適切に進まないことがあることに特に留意が必要です。④従業員の家庭や個人生活の問題。単に職場の問題だけではなく、家庭の問題をはじめとする仕事以外の多様なストレス要因も大きな影響を与えています。こうした点にも配慮をしながら、働く人々のメンタルヘルスケアを行うことが必要です。

　それでは、4つのメンタルヘルスケアについてそれぞれ考えてみましょう。

(1) セルフケア

　セルフケアとは自らが、日ごろから自分自身の心身の健康管理を責任をもって行うことです。身体と心の健康は表裏一体であり、身体の健康管理は心の健康管理でもあります。身体が健康であれば、そこから発生する悩み、苦痛などのストレスは無くなります。一方、心に悩みを抱え、1人で問題を長期に抱え込んでいると、そのストレスと絶えず闘い葛藤することによって、次第に身体にも不調をきたすようになります。精神的なストレスが原因となって発症する病気は、現在増加の一途をたどっています。

　したがって、仕事オンリーになり過ぎないように、ワーク・ライフ・バランス（仕事と生活の調和）を考慮し、仕事から発生するストレスを上手に発散させることが必要です。そのためには、栄養バランスを考えた食生活、嗜好品を取りすぎないこと、趣味活動、スポーツ、気軽に話ができ悩みを聴いてもらえるような信頼できる人間関係をもつこと、などが大切です。要は、自分の心身の健康は自己管理し、自分が守るという基本的姿勢や態度が欠かせません。

　また、メンタルヘルスの基礎知識、心の病気の知識をもち、自分の不調に対して、早期に医師に相談する、休養し快復を図るなどが大切であることは、言うまでもありません。

(2) ラインによるケア

　ラインケアは管理監督者、上司、先輩による部下、下位者のメンタルヘルスケアです。職場で不調者を早期に発見し、早期に適切な対応をすることです。どんなに立派な産業医、有能な看護師を社内においても、現場での早期発見、早期対応ができなければ、メンタルヘルス不調者は放置されることになり、悪化し回復が遅れ、職場の生産性に多大なマイナスの影響を与えることになるでしょう。そのため、早期の発見、早期の対応によりいち早く、専門家へとつなげる役割が求められるのが、上

位者によるラインケアです。

　そのためには、管理監督者への教育としてメンタルヘルスの知識、早期発見のためのサインの見分けかたと声のかけ方、話の聴き方、また加えて、休業・職場復帰時の上司としての対応、職場の他のメンバーへの教育などが求められます。

　ラインによるケアでは、日ごろから従業員が働きやすい職場風土づくり、何でも気軽にありのまま話し合えるオープンコミュニケーションが可能な職場づくり、上司がカウンセリング・マインドをもち、聴き上手であることなども、ラインケアに含まれます。上司として、部下に信頼され、何か問題を抱えて困っているような時に、安心して相談できる上司であるか、日頃から信頼できる上司であるかが、問われているといえるでしょう。

(3) 事業場内産業保健スタッフによるケア

　産業医、保健師、看護師、カウンセラーなどがこのスタッフに含まれます。組織内の専門家として個々の従業員の健康相談にのり、心身の健康の向上支援を行います。そして、組織が健康な組織になるようインフラの整備、従業員の健康を維持・増進し、早期に発見・早期に対応することによって悪化を防止する仕組みづくり、健康に対する啓蒙活動などが重要な役割です。個別の定期検診、職場環境の診断、健康管理に関する情報の提供、外部の専門機関への紹介なども役割として含まれます。中小規模の企業では、こうした健康管理スタッフを十分にそろえる余裕のない所が多いため、メンタルヘルスの専門家が不在なために、問題に対して早期に対応できないようなケースがあります。したがって、それを補うための従業員のメンタルヘルス教育・研修が大規模な企業よりもむしろ必要であり、セルフケア、ラインによるケアが大切であると考えられます。

(4) 事業場外資源によるケア

　地域の専門医（精神科、心療内科）、保健所、精神保健福祉センター、EAP（従業員支援プログラム：Employee Assistance Program）、地域で個人開業しているカウンセラー（産業カウンセラー、臨床心理士）などによるケアです。病気の治療を担当するのは、主に企業外部の専門家の医師（主治医）であることが多く、この主治医が診断書（病気の診断、休業の診断、職場復帰の診断）を書きます。治療を担当する主治医の診断が重要な意味を持ちますが、従業員の状態によっては、産業医と主治医の判断に齟齬が生じる場合もあります。それは、産業医が、あくまでも組織内の労働状況、職場の業務内容や従業員の職場での業務負荷を勘案して、今後の対応を慎重に判断するからです。外部の主治医には、内部事情を詳しく判断できない部分も存在しており、特に職場復帰の判断には社内事情に精通している産業医の判断が重要になります。

　組織は地域の専門家、専門機関と絶えず良好な関係を持ち密に連携をとり、意思の疎通をはかる努力を怠らないことが必要です。相互の情報交換、効果的連携が従業員のメンタルヘルスケアの質を左右するといえましょう。

第4節
心の病気と休業・職場復帰

1 休業・職場復帰への対応

　調査によれば、メンタルヘルス不調による1ヶ月以上の休業者がいる企業は、77.2％（メンタルヘルス白書2008）であり、約8割の企業がメンタルヘルス不調の社員を抱えて頭を悩ませている実態があります。

　こうした社員の心の病気による休業にかかるコストは一人当たり約422万円であるとされており、メンタルヘルス不調による経済的な損失は、日本全国で総合すると一兆円にまでのぼると試算されています。こうした経済的な損失の観点からも、従業員のメンタルヘルス不調による休業・職場復帰と、職場復帰後の職場再適応の問題は、負担となるコスト面からも、緊急に解決を迫られる大切な課題でもあることが分かります。

　企業では、職場復帰のためのリハビリ出勤、リワークプログラムの実施、職場復帰後のフォロー体制づくりをはじめとして、メンタルヘルス不調者に対する時間をかけた慎重な職場復帰への取り組みが行われてお

り、これらに費やすコストが多大にかかっていることが予測されます。特にうつ病に罹患し休業した社員には、職場復帰後、再燃し再び休業するケースが多くみられます。

このため、休業・職場復帰時に個別に適切な対応ができるか否かが、重要な分岐点となります。

2 休業・職場復帰のトータルなメンタルヘルスケア

何よりもまずメンタルヘルス不調者を出さない予防的な取り組みに加えて、罹患後の休業・職場復帰の対応が重要な課題となります。特に、職場復帰時の職場の対応が何よりも重要です。職場復帰者の心理としては、次のような傾向があります。①休業して、職場の仲間に迷惑をかけたので、がんばろう。②休業したことで、マイナス評価となっただろうから、以前よりもがんばって取り戻そう。こうした心理が多かれ少なかれ共通して見られます。このため、職場復帰後、頑張りすぎて無理がたたり、再発することも多くあります。また、職場復帰を焦り、中途半端な快復状態で無理して仕事を再開するため、再発することになります。こうした再発のケースは、何度も繰り返す人もおり、益々悪循環、負のスパイラルに陥ることがあります。

したがって、休業時のケアや指導、職場復帰時の慎重な対応ときめ細かいフォローが欠かせません。すなわち、職場復帰を成功させるためのケアは、職場復帰時にだけあるのではなく、休業がスタートした時からのケアや指導が必要であるといえます。働く人達のメンタルヘルスケアは、まず何よりも予防が第一ですが、加えて、メンタルヘルス不調になった人たちの適切なケア、休業・職場復帰時のきめ細かい個別の対応、職場と連携したケアとフォローの態勢が整っているかどうかが、大きな鍵となります。

第5節
若年層のメンタルヘルスと心の病気

1 若い社員のメンタルヘルス不調の増加

　働く人のメンタルヘルス不調の中でも近年顕著な傾向がみられるのが、若い人達のメンタルヘルス不調の増加です。「30歳代にメンタルヘルス不調者の増加傾向が最もあり」と回答する企業が約60％、次に40歳代にメンタルヘルス不調者が多いとあげている企業は21.9％です（日本生産性本部メンタルヘルス白書2008）。

　すなわち、現代では若い30歳代の働く人達のメンタルヘルス不調の増加や若年層の自殺率の上昇が特に問題となっています。この傾向を従業員数で比較すると、大企業ほど30歳代のメンタルヘルス不調の増加傾向が強く、その割合は64.9％にものぼり、1000人未満は55.1％。その他、1000人未満の企業は13.3％となっており、このような調査結果からも、企業の若い従業員に心の病気が増加していることは明らかです。

　そして、若い人のメンタルヘルス不調の特性の中で、これまでにはみられなかった「新型（非定型）のうつ（病）」が登場しており、若年層のメ

ンタルヘルス不調のための新たな予防対策、適切な職場対応が求められています。しかし、「新型(非定型)うつ(病)」については、まだまだ確かな原因、確実・効果的な治療法なども明確には解明されてない部分も多く、今後のメンタルヘルス研究の成果が待たれています。

　職場はどの企業においても、団塊の世代の定年退職後、世代交代が徐々に進んでおり、新たな価値観、行動様式をもつ若い世代が中心となって活躍する職場に変化してきました。しかし、こうした若年層を正しく理解し、うまくマネジメントできない状況が職場にあることも確かです。このため、反対に若年者との世代間ギャップ、コミュニケーションの難しさから、中年の管理監督者に大きなストレスがかかり、むしろ上司の方がストレスからメンタルヘルス不調に陥るようなケースも見受けられます。

2 若年層の早期離職とメンタルヘルス

　最近では、若者の早期離職の問題からも若年層の課題がよく取り上げられています。「7・5・3」の数字が表すように、大学卒業後3年以内に最初に就職した会社を辞める人は約3人に1人(このうち1年以内に離職する若者は約半数)、高校卒業者の場合には、2人に1人が早期に離職しています(中学卒は約70%が最初の仕事を3年以内に早期離職します)。

　こうした若い人達の離職理由は多様であり、一概にひとくくりにすることはできませんが、共通していることは、ゆとりのない職場環境、職場の人間関係や担当の業務にうまく適応できず組織や職場・職務不適応を起こすという実態があります。つまり、卒業後、学生時代とは大きく異なるストレスの多い社会や組織、職場にうまく適応できず、自分の思うようにならない葛藤状態から発生する多様なストレスが主な原因となり、メンタルヘルス不調に陥る若年層が増加しています。

個人の性格特性、行動特性にもよるため、個人差があるものの、以前と比較した一般的傾向として、現代の若者はストレス耐性が非常に弱く、自分とタイプが異なる人との対人関係やコミュニケーションを特に苦手とし、仕事に対しても粘り強く取り組む姿勢や態度に欠け、指示待ち、受身の姿勢が目立つことが、若者の特徴としてあげられています。しかし、こうした若者にも、素直であること、これまでにない創造性を有し、新たな発想、視点を職場に提供したり、新しい情報機器の操作に優れていることなどの良い点が多々あることも確かです。

　彼らは一般的に、仕事上のストレス、対人関係ストレスに対する抵抗力が弱く、強いストレスや予測外の過重なストレスがかかると、たやすくメンタルヘルス不調に陥り、その解決策として、職場から逃避することによって問題解決を図ろうとする傾向があります。昨今、職場においても上司が新入社員の対応に苦慮したり、こうした若者をどのように扱い、指導してよいか困惑することも多々あり、若者の「とりせつ（取り扱い説明書）」本などが出回り人気を呼ぶ背景もそこにあります。

　かっては、ストレスと感じなかったような僅かなことであっても、最近の若者にとってはストレスと感じることが増えており、そのために、ある日突然上司に対し辞表を出す、または、ある日突然メンタルヘルス不調で、休業するようなことが珍しくない時代となりました。管理監督者にとっては、こうした若者を定着させ、うまく教育・指導し、戦力となる人材としていかに育成するかが課題となっています。

3 何でも話し合える職場づくり

　このように、若者のストレス耐性が低下していることをよく認識した上で、若年労働者が早期に離職することなく、定着し、また、すぐさまメンタルヘルス不調に陥るようなことなく、彼らにとって働きやすく、かつ魅力的な組織・職場環境をいかに創造し、次世代の若い人材を育成

するかという問題は、現代の重要なマネジメント課題のひとつです。

そのための対策としては、旧態依然とした職場の上下の人間関係やコミュニケーション方法の改善、職場風土の改善、ジェンダーバイアスの解消、パワーハラスメント、セクシャルハラスメントの防止などが含まれます。

このように、メンタルヘルス不調の予防、早期離職の予防を効果的に行い、次世代を担う若年労働者を育成することは、職場の上司、上位者達の大切な役割・責任です。したがって、時代や社会環境の変化に柔軟に合わせ、職場環境を若い世代が働きやすい企業・職場環境と人間関係、人事制度へと変革していくことが求められています。

その中のひとつとして、メールに依存しない職場での「対面コミュニケーション」を改めて大切にすることや、若い人達が上司(先輩)にありのまま気軽に話し、何でも相談しやすい、オープン・コミュニケーションが取れる職場づくりを、上司が率先して創る努力をしていくことが欠かせません。

すなわち、若い人達に関心を持ち、彼らの心に真摯に耳を傾け、彼らのニーズを正しく理解しながら、それに対応する形で柔軟に働きかけることが大切です。

また、必要に応じて親身になって相談にのり、職場で働く仲間同士としての信頼関係を構築することによって、彼らに一体感をもたせることが欠かせません。こうした努力を通して、早期離職者、メンタルヘルス不調者を出さない職場づくりをいかに行うかが、何よりも大切なメンタルヘルス施策といえるでしょう。

第6節
企業における
メンタルヘルス施策とその課題

　働く人達のメンタルヘルス不調者の増加に対して、いかに企業は予防施策を立て、メンタルヘルス不調にならない職場、組織とするかが課題となっています。メンタルヘルスの問題は、早期発見、早期の適切な対応が重要であることは、いうまでもありませんが、それ以前に重要なことは、何よりもまずメンタルヘルス不調の予防です。メンタルヘルス不調者がでるたび毎に「もぐら叩き」（不調者が出てから1人ひとりに対応）をするのではなく、それ以前に何よりも「メンタルヘルス不調の予防」へと対策を転換することが重要です。

　こうしたメンタルヘルス対策としては次の3点があげられます。

① 働く人達の心の健康の維持とさらなる増進──ストレスマネジメント（ストレス管理）。
　職場ストレスの軽減──適正な評価、快適職場づくり、職場の良好な人間関係、職場のコミュニケーションの活性化と意思の疎通、業務分

担の適正化。過重労働、長時間労働の防止とワーク・ライフ・バランスの実施。
②働く人達の心の病気の予防——健康情報の提供と啓蒙活動、メンタルヘルスの基礎知識を一人ひとりがもつための教育。セルケア、ラインケアの徹底。不調者の早期発見、早期に適正な対応。
③メンタルヘルス不調により、休業した社員のスムーズな職場復帰と職場への適応——復帰後の細やかな個別フォロー、職場再適応の支援、再発の予防と再発の防止。

　すなわち、繰り返しますが、「メンタルヘルス対策」とは、不調者を出さない組織、職場作り、すなわち「予防」を第一に行うこと、に尽きるのではないでしょうか。勿論、不調者の理解と不調者に対する適正な対応は重要ですが、それ以前に、職場から不調者を出さない取り組みをまず第一に何よりも徹底することです。不調者が続出するような、劣悪な職場環境、質の悪い管理監督者によるマネジメントを放置していてはいけません。
　そのためには、予防の観念を絶えず啓蒙し、働く1人ひとりが、心身の健康管理を責任をもって行い、それを積極的に支援する企業の姿勢が求められています。従業員1人ひとりの心身の健康を大切にケアする組織の温かい姿勢は、ES（従業員満足：employees' satisfaction）を生み出し、組織への信頼を高め、社員を動機づけ、生産性の向上に結びつくことでしょう。また、その結果、健康度の高い社員によって生み出される高品質の製品や、良質のサービスを提供することによって、CS（顧客満足：customers' satisfaction）をもたらすことにつながって行くことでしょう。このように、メンタルヘルスケアは従業員の健康を保持、増進し、その結果として、企業に成長・発展をもたらす重要なエレメントであると言えます。

第 2 章

職場の
メンタルヘルスケア

> この章では、最近特に、その取り組みの重要性が叫ばれている「職場のメンタルヘルス」について、マネジャーはどのようにこの問題を捉え、どのように実践していけばよいのかを確認していきます。ともすると、新しいトピックとして、何かとても難しいことをしなければならないかのように捉えられがちですが、実は非常に基本的で、かつ「そんなこと?」とおろそかにされがちなことがあったりします。

第1節
基本・原則となる考え方の確認

1 職場のメンタルヘルスケアに関するマネジャーの役割とは何か？

　第1章では、メンタルヘルスをとりまく世の中の状況や、そもそもメンタルヘルスとはどうあるべきものなのかということについて述べてきました。メンタルヘルスとは「心の健康」全般をあらわした言葉に他ならないのですが、世の中一般にメンタルヘルスというと、なぜかうつ病などの心の病気や、あまり触れてはいけない問題、自分にはあまり関係のないこと、というようなイメージを持っている人が多く、ある種の偏見がつきまとっているような印象さえあります。職場では「部下がメ・・・・・・・・・・タルヘルスになった」というような誤った使い方をされることがよくあり、メンタルヘルスが、すなわち第3章で述べるような「心の不調、病気」の状態を指し示している場合も少なくないのです。このようなイメージがあるために、職場でマネジャーが担うメンタルヘルスケアについても、「不調者対応、病気対応」と考えている人が多いのが現状ではないでしょ

うか。しかし、冷静に考えた場合、医療従事者でないマネジャーが、果たして効果的な「不調者対応・病気対応」を実施できるものでしょうか。実際に出来ることといったら、不調になった人を見つけて病院や専門機関を受診するよう勧めることぐらいではないかと思います。では、根本的な職場のメンタルヘルスケアとはどういうことを指しているのでしょうか。

(1) これまでのメンタルヘルスケア

　2000年8月に、厚生労働省から「事業場における労働者の心の健康づくりのための指針」が出されて以来、職場では、このトピックスや方法論について、繰り返し議論されてきました。

　以前より、すでにメンタルヘルス不調者を抱えている職場もかなり多く存在したことから、職場のメンタルヘルスケアは、まずは不調者へのケアに重点が置かれたのです。いわゆるもぐら叩きのような対応です。これまでこの問題は、どちらかというと、マネジャー個々の裁量に任されてきたところがあって、中にはこじれにこじれているケースも少なくありませんでした。よって、職場としてこの問題に対処するにあたっては、産業医や精神科医、外部専門機関のカウンセラー等による、メンタルヘルス疾患の特徴と、不調者への対応方法という内容に重点を置いたメンタルヘルス研修が実施されてきたのです。

　その後、顕在化している不調者ケアが一段落したところで、本来の目的である「不調者を出さないようにする」という予防的ケアに切り替えていくことが必要だったのですが、この予防的ケアは手間と時間がかかる割りに、成果がすぐに目に見えて現れるものではなかったため、不調者ケアに終始する状態に留まっていたと思われます。その背景には、経済状況の悪化に伴い、組織のマネジャーが一社員としても成果を出さなければならなくなり、以前のように部下の面倒をみるための時間を確保することが難しくなったことや、新しい評価制度の導入により、目に見

える成果が求められるようになったことが存在しています。確かに、短い時間ですぐに目に見える成果を出すためには、顕在化している不調者に対応することが最も効率的な方法かもしれません。

しかし、実際のところ、求められるマネジャーの役割は、実に多岐に渡っています。仕事の指示・命令のみならず、部下の育成や、個人的な内容を含む相談対応は、今も昔もマネジャーの仕事のうちのはずですが、昨今のようなマネジャー自身に余裕がない状況の中で「下手な助言でもして、もしうまくいかなかった時に責任を問われたりしたら大変」という不安から、そもそものマネジャーとしての本来の役割や責任まで放棄してしまっている例も少なくありません。

また、初期のメンタルヘルス教育では、「うつ病の人を叱咤激励してはいけない」ということが徹底されました。そのため、ふだんのマネジメントの中で、メンタルヘルス不調が疑われるような無断で欠勤する部下や、頻繁に遅刻、欠勤をするような部下に対しても、それをごく当たり前に実施してきたマネジャーたちが、「では、一体どうしたらよいのか」と迷った結果、腫れ物に触るような対応しか出来なくなっていったという背景もあります。これがこじれるケースの主な原因です。

(2) マネジャーの役割とは

厚生労働省の「事業場における労働者の心の健康づくりのための指針」では、「職場の管理監督者（マネジャー）は、職場環境等の改善、労働者に対する相談、心の健康問題を持つ労働者への対応において中心的な役割を果たす」と述べられており、そうすることによって社員の心身の健康の「保持増進」に寄与することが求められています。職場におけるメンタルヘルスケアは、不調者対応という消極的な内容ではもはや不十分で、もっと積極的に、社員の心の健康を増進していくような内容でなければなりません。そのためには、起きてくること、現れてくることだけに対処しているもぐら叩き的な状態から、もっと根本的かつ継続的

な取り組みに変えていかなければなりません。

　職場は、働いて成果を出すところです。社員が職場で働くことに喜びや意義を見出すことができれば、「不調予防」や「一層健康になる」ことに効果を発揮します。つまり、メンタルヘルスケアに関するマネジャーの役割は、「部下が生き生きと仕事し、働く喜びや意義が見出せるようマネジメントすること」そして、「その結果、部下がメンタルヘルス不調になることを未然に防ぐこと」です。

　職場のメンタルヘルスケアという、新しい仕事が１つ増えたとマネジャーは、思っているかもしれませんが、元はといえば、そもそもマネジャーの役割です。さまざまな理由によって、この従来からのマネジャーの役割をうまくこなせなくなったために、現在のメンタルヘルスケアが急務である状態を招いているのかもしれません。

（3）職場のメンタルヘルス対策は専門家に任せて済む問題ではない

　マネジャーが果たすべき役割をきちんとこなしていても、それだけですべてを予防できるわけではなく、不調は一定の割合で発生してくるでしょう。メンタルヘルスの場合、不調に気づいたときにはすでに病気になっている場合も少なくありません。ですから、診断や治療、治療していく上でのさまざまな助言に関しては、医師の意見に従うことが肝心です。たまに、主治医から処方されている薬に対して、マネジャーが「いつまでも薬に頼っているようではダメだ」と言ったり、社員自身が勝手に薬の服用をやめてしまっているような場合がありますが、それはもってのほかです。

　しかし、その社員をその職場環境の中で働かせて、本当に大丈夫かどうかを最終的に判断・決定するのは、医師ではなく会社・職場の役割・責任なのです［第5章参照］。

　専門家から出される意見と、現場の意見がうまくかみ合わずに困って

いる事例としてよくあげられるのが、「主治医からは『就業可』の診断書が出されたものの、その社員の状態は上司や会社側の人間から見ると、到底、働かせる状態にない」というものですが、この場合、職場側は一体どうすれば良いでしょうか。主治医は、病気を治療する立場ですから、一般的に日常生活が送れる程度まで回復し、自宅での安静が必要でなくなった状態で「就業可」という診断が下される場合が多いのです。従って、それはあくまで「会社に行っても良い」という状態にすぎず、「就業命令」でもなければ、「元通りにきちんと働ける」ということを保証するものではありません。また、会社から離れた環境で回復・安定が認められたとしても、その人が会社に職場復帰してストレスがかかる状態に耐えられるだけの状態にあるとは限りません。特にメンタルヘルス疾患の場合、客観的・合理的な測定法で状態をみるというよりは、患者の自己申告によるところが大きいので、患者本人や家族の意思・意向が反映されている場合も少なくありません。職場の上司からみて、「この状態では、まず無理だろう」という場合は、主治医の診断を鵜呑みにせず、より慎重な対応が必要です。産業医がいる場合は、職場や仕事の状況を把握する立場の医師として、その社員が、ストレスがかかる状態下での勤務に耐えうるかどうかの判断を仰ぎ、それを優先することが大切です（労働安全衛生法第13条）。そうでない場合は、会社側の人間が、就業可診断を出した主治医を訪問し、職場状況や本人の職務内容、負荷の程度、制度等を説明した上で、それでも「就業可」なのかどうかを確認する必要があります。

　2009年3月、厚生労働省が「心の健康問題により休業した労働者の職場復帰支援の手引き」を改訂するに当たっても、職場復帰の決定までの段階について、

- 主治医による職場復帰の判断は職場で求められる業務遂行能力まで回復しているか否かの判断とは限らないこと

- より円滑な職場復帰を図る観点から、主治医に対し、あらかじめ職場で必要とされる業務遂行能力の内容や、勤務制度等に関する情報提供を行うこと
- 職場復帰前に「試し出勤制度」を導入する場合は、その人事労務管理上の位置づけ等について、事業場であらかじめルールを作って定めておくこと

などが、冒頭で述べられています。

(4) 不完全な働き方を認めないことも必要

　最近は、社員を正式に職場復帰させる前に、試し出勤やリハビリ出勤をさせる企業も増えてきましたが、そのための専門の施設を持っている職場はほとんどありません。したがって、試し出勤や、リハビリ出勤は、基本的には休業前に所属していた職場で実施することになりますが、当然ながら、その職場にリハビリを考慮した仕事が必ずあるとは限りません。そのリハビリを管理する専門家もいない状態です。医療従事者でないマネジャーが、通常の業務をこなしながら、職場復帰者の病状の推移をみて、適宜、リハビリ内容を調整するなどということを、うまくやれるはずはなく、ほとんど本人任せの状態になっているのが実情です。

　また、その社員が、ある程度の役職についている場合には、所属部門だけでなく、他部門との兼ね合いもあり、試し出勤であっても、もう会社にきているのだから大丈夫だろうと見なされて、どんどん仕事が入ってくることにもなりかねません。実際には、試し出勤やリハビリ出勤中に時間外労働をしてしまったというケースも少なくありません。

　加えて、周囲で働いている他の社員にとっても、復帰してきた社員に対して、どのように接したらよいのか、仕事を頼んでいいのかなど、迷うところとなり、場合によっては、周囲の社員たちに余計な負担がかかることにもなりかねません。不調事例は目につきやすく、大事が起こっ

ているところに目を奪われがちになりますが、企業やマネジャーは、こうした不調を呈した社員ばかりに配慮した対応をしているわけにはいきません。あまり表立って不平・不満も言わず、目に見える不調も呈していない他の社員（サイレント・マジョリティー：silent majority）★のこともきちんと配慮しないと、あとで、第2・第3の不調者がでたり、職場の中がうまくいかなくなる可能性が高くなります。

　職場は、保健室登校でも「出席」と認められるような学校とは基本的に目的が違いますから、働けない状態の人の出社を認めるわけにはいきません。主治医から試し出勤をした方が良いといわれる場合や、休みがちで満足に仕事ができないような社員を「休ませない方が良い」とアドバイスされる場合もありますが、でも、その場合には当該社員のことだけでなく、周りのことも考慮に入れ、総合的に判断することが必要です。

(5) 組織のメンタルヘルスケアは、マネジメントの一領域

　さて、ここまでお読みになってきて、何か気づいたことはないでしょうか。

　「ここに書かれていることは、何もメンタルヘルスケアに特化することでなく、マネジメントの話ではないか」。その通りです。職場のメンタルヘルスケアは、あくまでマネジメントの一領域として捉えるべきものであり、そもそものマネジメントさえきちんとできていれば、新たにメンタルヘルスに特化した対応をしなければならないとうわけではありません。

　経営陣の人や、40代後半から50代位のマネジャーで、メンタルヘルス不調者が多い現状に対し、「昔はメンタルの問題なんて全くなかった。人間が弱くなっているのか？」という疑問をもつ人はいないでしょうか？　確かに、世の中の仕組みや状態が、昔に比べればはるかに便利

★──公の場で意思表示をすることのない大衆の多数派のこと。物言わぬ大衆。

になっていますから、人間が手間ひまかけなければならないことが少なくなっており、その結果、昔より退化している能力もあるかもしれません。たとえば漢字を書く能力などがその良い例でしょう。パソコンが普及し、文章を作る際に漢字は変換されますから、なんとなく覚えていれば、画面に示される候補の中から選ぶことができます。必要とされるのは、最新鋭のツールを使いこなして、効率よく、体裁よく結果を出すことで、手間ひまかけて、不便さに辛抱しながら、工夫し自助努力しなければならないこと自体が少なくなっています。

そして、良いか悪いかは別にして、昔の日本のマネジメントは、もっとウェットだったのではないでしょうか。終身雇用制度の下、上司は部下の人生の多様な場面に関わっていました。いま研修の中で盛んに言われている、「部下の様子をみて、変だと思ったら声をかけ、相談にのる」というようなことは、かつてはごく当たり前になされていたのではないかと思います。昔のマネジメントスタイルにも長所・短所があって、現在に至っているわけですから、単純に、かつてのスタイルに戻せば良いということではありませんが、いま、職場のメンタルヘルスに赤信号がともっているのは、そもそものマネジメント自体が機能しなくなっているからではないでしょうか。

(6) 手間を惜しまず、やるべきことを確実に実施すること

メンタルヘルスサービスを提供する私たちは、「手っ取り早く、目に見えて効果が現れる方法を導入したい」と相談されることがよくありますが、残念ながら、そのような方法はないのが実情です。人そのものをマネジメントすることに、手っ取り早い方法はまずないでしょうし、人の育成や成長も簡単に目に見えて効果が上がるものではないので、当然といえば、当然かもしれません。

また、本当に効果的な方法を実施しようとしたら、不調者本人だけで

なく、その背後にある、組織の問題やマネジメントのあり方にまで介入する必要があり、とても手間がかかるものです。そして、ケースごとの対処ではなく、包括的な予防を考えるのであれば、職場のマネジメントのあり方を根本的に考え直す必要も出てくるでしょう。

いま、世の中のキーワードは、「シンプル・スピーディー・スタイリッシュ」という感じで、すべてにおいて「不便なこと、複雑なこと、あいまいなこと、泥臭いこと、効率の悪いこと、かっこ悪いこと」等を嫌う風潮がありますが、システムや物だけでなく、人間に対してまで、そのように考えてはいないでしょうか。もしかすると、そうした意識が、人間として何か大切なものを見失い、メンタルヘルス不調や、マネジメント機能不全を招いているのかもしれません。何か新しいことに手をつけようとする前に、まずは、マネジャーとして実施すべき基本的なこと、ごく当たり前のことがきちんと行われているかどうかを見直し、着実に行動につなげてみることが大切ではないでしょうか。

(7) 傾聴の重要性

マネジャーとして、当たり前のこと、やるべきことを確実に実施していくためには、部下や職場の状態を客観的かつ的確に把握することが不可欠で、そのためには傾聴スキル（話を効果的に聴くため技法）を身につけることがとても重要です。話を聴くことは、「誰でもできること」「いつもやっていること」「いまさら言われなくても」と思いがちですが、人の話をありのままに聴いて把握することは意外に難しく、聴いているようでいて、実は話し手が「ぜんぜん聴いてもらえてない」と感じている場合が多いのです。部下の話をありのままに聴き、その内容を適切にマネジメントに活かしていくためにはどのようなことが必要なのか、見てみましょう [表2参照]。

2 判断のよりどころ・原理原則

　ごく当たり前のマネジメントを、ごく当たり前に実施していく中で最も重要なのが、「起きている事象に対し、何を基準に判断・対応するか」ということです。メンタルヘルス問題に限らず、部下の困った言動や、勤怠・成績不良などの問題の場合、この判断基準がマネジャーによって大きく異なるということがあります。特に、マネジャーが個人的にメンタルヘルスやカウンセリングの、より詳しい知識を持っている場合は、マネジャーとしての役割・対応よりも、専門家的な役割・対応、良かれと思っての過剰配慮をしてしまう場合があり、問題を長期化・複雑化させているケースが少なくありません。

　組織の中の問題ですから、個々の裁量にゆだねられるのではなく、組織のルールに則って判断・対応するのが原則で、この場合の組織のルールとは、「就業規則」のことを指します。就業規則は、いつでも社員が閲覧できるような状態にしておかなければなりませんが、その存在や、内容を知らない社員も結構いるのではないでしょうか。世の中でコンプライアンスということが叫ばれて久しいですが、コンプライアンスは何も社外的な『法令遵守』だけを指し示すわけではありません。社内のルールをきちんと理解し、適切に運用することもコンプライアンスなのです。

　たとえば、セクシュアルハラスメント（以下、セクハラ）の問題。最近では、セクハラに該当する言動を禁止する旨、就業規則に明記されている職場が多いですが、社員がこれを遵守するのはもちろんのこと、マネジャーや職場側がこのルールに則って、違反した社員に対し毅然とした判断・対処を実施しているかどうかが重要な問題になってきます。社員からセクハラについて相談されていたのにも関わらず、職場側が適切な対処をしなかったがために、社員がメンタルヘルス不調になって、職場の社会的責任が問われるということも多くなってきました。

　就業規則も多岐に渡って書かれていますので、すべてを覚えておく必

表2 ■ 傾聴の重要性

傾聴スキル	目的・ポイント
うなずき	無反応で聴かれると、わかってもらえているのかどうか不安になり、とても話しにくいものです。適宜、聴き手側が、「聴いている」、「理解している」、「受け止めている」という合図を送ることで、話し手の存在と話の内容を確認でき、話が進みやすくなります。
あいづち	うなずきと同じ目的ですが、姿勢だけでなく、もっと積極的に示したい場合に用います。「うん」「ええ」「はい」「そうだね」「ふ〜ん」「なるほど」「それで?」などがあります。
アイコンタクト 姿勢	外国人との会話の場合は、一般的に目を直視し続けることが必要といわれますが、日本人の場合は、直視・凝視は必要以上に相手を緊張させてしまい、相手がうまく話をすることができなくなってしまう場合があります。また、聴き手側も、目を見ることばかりに意識が集中すると、相手の話に集中できなくなることもあります。しかし、全く目が合わないというのも「自分はその程度の存在なのか」「嫌われているのではないか」という不安・懸念を持たせてしまうことになりますので、相手の方に身体と顔は向けた上で、1箇所を凝視するというよりは、相手全体をぼんやりと見るような感じが、目つきも鋭くなりすぎず、ちょうどいいかもしれません。姿勢の注意は、腕組み、足組みをしないこと。また椅子の背もたれに寄りかかったような姿勢は、なんとなく尊大な印象を与えますので、できるだけ、相手側に身を乗り出すような感じが良いでしょう。
くり返し	相手が話したことを繰り返して伝えるだけで、相手は自分の言ったことが「理解されている」「わかってもらえている」「認めてもらえている」という気持ちになります。傾聴の場合、聴き手の役割は相手を映す鏡の役割であるともいわれています。自分の言ったことはすべて良く理解しているものと思いがちですが、自分が話したことを、相手から繰り返し言ってもらうことによって、自分の言いたいことや感じていることが、より鮮明・明確になる効果があります。
要約 確認	話をする際に、論点や筋道がはっきりしていて、かつ、きちんとまとまっている人はそう多くないでしょう。どちらかといえば、漠然と感じていることから話し始めて、相手と会話をしていくうちに、本来言いたかったことが、だんだんはっきりしてくるものです。場合によっては「一体、何が話したかったのか、わからなくなった」ということや、聴いている方が、だんだんわからなくなるということもあるでしょう。聴き手は相手の混沌としている話を、冷静な立場でまとめ、わかりやすい言葉で「あなたの言いたかったことはこういうこと?」と返すことによって、相手は自分が言いたかったことがわかってもらえて安心します。もしそれが違っていたとしても、聴き手が間違った理解のまま進まなくて済み、かつ相手の言いたかったことが確認できるので効果的です。

傾聴スキル	目的・ポイント
沈黙	聴き手が複数の場合はまだ良いですが、話し手と2人きりの沈黙は、とても気まずいものです。その気まずさから、つい余計なことを話してしまうものですが、実は沈黙にも意味があるのです。考えや気持ちをまとめたり、何かを思い出したりしている最中かもしれませんし、聴き手に対する拒絶のサインということもあるでしょう。相手がそんな状態なのに、聴き手が一方的にまくしたてたら、どうなるでしょうか。慣れるまでは少々しんどいですが、そういう時は相手のそばにいることだけでも十分に役割を果たしていると考え、しばらくはその沈黙につきあってみると良いでしょう。
共感的理解 受容 肯定的な関心	これはスキルというよりも、心得・態度に近いと思いますが、共感的理解・受容とは、それを聞いた自分がどう思うかという同情的理解・同感的理解とは違い、相手が思ったことをできるだけその通りに受け取めることです。人間は人の話をありのままに聞いているようで、実は自分の考えや価値観を相当に影響させている場合が多いのです。相手が言ったことをどうしても認められない場合があると、つい批判的な態度で「その考えはおかしいんじゃないか」といってしまいがちですが、そのように伝えるのは、一度相手の言うことを受け止めた後にしましょう。受け止めるということ、すなわち共感的理解・受容をするということは、相手の言うことを全面的に正しいと認めることや、自分もそう思う、ということではありません。「この人はこんな風に考えて（感じて）いるのだな」ということが理解できて、そのように伝え返せば良いわけです。職場での傾聴は、その後どう対応していくかを決めるための、貴重な情報収集の場ですから、相手が考えていることを全部言う前に、上司が批判めいたことを言ってしまっては、逆効果です。肯定的な関心をもって、共感的理解・受容を示しながら聴いていくことで、実際に聴き手は何もしていないのに、話し手が十分に満足して、自己解決していけるようになるという効果もあります。［コラム❷話すことが有効なわけ〜カタルシス効果参照］
質問	話を聴くというと、聴くだけで、こちら側は質問したり自分の考えを話してはいけないと思っている人が結構多いのですが、効果的に相手の話を聴こう・理解しようと思ったら、ただ聴いているだけでは不十分です。「ちょっとここのところがよくわからないのだけれど、そこのところを、もう少し詳しく説明してもらえる？」とか「これはどういう意味？」などと、質問をすることで、相手も自分も言いたいことへの理解が深まります。自分の考えも相手の話を受け入れた後であれば言っても構わないのですが、いけないと言われるゆえんは、話を聴いているつもりでも、気がついたら自分の苦労話をすることに摩り替わっていたということが少なくないためです。上司の皆さん、部下の悩みを聞いているつもりで、つい自分の成功体験や持論を展開して、話を聴いたつもりになっていませんか？

要はありませんが、だいたいどんなことが書かれているか程度は、マネジャーとして知っておく必要があります。

そして、ルールがあれば、必ず例外も存在するわけですが、例外の対応をする場合には、必ず人事労務部門と相談した上で決定するということが重要です。

3 職場で起きている事象の捉え方

しばしば、社員の勤怠や成績不良に関して「病気のせいなのか、それとも怠けのせいなのか」が問題になることがあります。研修の中でも、相談の際にもマネジャーからよく質問されることですが、医療従事者でない職場のマネジャーがこの違いを正しく判別することは、まず不可能でしょう。また、マネジャーはそうすることが求められている立場でもありません。

理由が「怠け」であろうと、「病気」であろうと、大切なのは起きている事象（遅刻・欠勤・早退・成績不良）を就業規則に照らし合わせて、対処していくことです。にも関わらず、このような質問が良く出てくるのは、マネジャーが、気持ちのどこかで「病気なら仕方ない」「病気なら厳しく言えない」という考えを持っているからではないでしょうか。

実は、「病気が理由で働けない状態であること」も、就業規則上では決して大目に見られておらず、「身体・精神の障害により業務に耐えられないと認められる場合」が、ほかの要件と並列して解雇要件として書かれている場合がほとんどです。ただし、然るべく期間、復帰できる状態になるまで治療に専念することを認める制度（休業制度）がある場合は、それも視野に入れ、総合的に判断することが必要です。

しかし、多くのこじれたケースに共通しているのは、「病気なのだから仕方がない」と、病気を特別扱いして、職場としての判断や対応が甘くなっていることです。よく見られるのは、繰り返し、異なる病名が書

かれた診断書が提出され、通常の休業可能期間をはるかに超えて、長年に渡り休業をつづけているケースです。これは休業制度を悪用しようとする側の問題だけでなく、その事象を判断する職場側の甘さと、その背景にある、部下の人生に関わることへのマネジャーの躊躇の問題があります。仮にこの社員が本当に病気だったとしても、繰り返し、異なる病気を発症し、長年に渡り出社できない状態が続いているということは、就業規則の解雇要件である「業務に耐えられないと認められる状態」に限りなく近いということができるでしょう。違う内容の診断書が出されるたびに、マネジャーが就業規則を引用しながら、社員に対して改善指導を実施していたら、ずいぶん違った結果になったはずです。

　同時に問題になるのは、そういう社員が所属する職場でまじめに働いている他の社員のモチベーションをどれほど低下させただろうかということです。このような判断・対応の甘さは、ひいては次の不調者を生み出す原因となる場合が少なくありません。

第2節
メンタルヘルス不調を予防し、より健全な職場にするために

～１人１人の部下・「いつもの部下」の把握と、
　指導・育成の重要性～

1 部下に関心を持つことからはじめよう

　前項で、メンタルヘルス対策として大事なのは、「当たり前のことを当たり前に実施すること」と述べました。そのために必要なことは何でしょうか。まずは、自分の部下１人１人に興味関心を持ち、部下がどんな人間なのかを知ろうとすることです。自分の部下として確かに存在している人のことを、実は何も知らなかった、あるいは、悪気はないのだけれど、結果的に放置してしまっている、ということはないでしょうか。上司・部下という仕事上の関係ですから、別に「好き」「仲良し」である必要はありませんし、逆に「好き・嫌い」の影響が仕事に出てしまうのは好ましくありません。

　しかし、前述したように、部下に生き生きと働いて成果をだしてもらい、そこで働く喜びや意義をも見出してもらうためには、最低限、部下がどのような人間で、何を大切に考えていて、どんなことが得意・不得意なのか、知っておく必要があるでしょう。また、部下の側からすると、

自分のことを何も知らないような上司に、個人的な相談や、自分の弱みを見せるような相談はできないものです。現在の職場では、個人的な相談のみならず、仕事上の悩みや問題点さえも、なかなか上司には相談しにくいようです。その理由は、そんな相談をすると「仕事ができない奴だ」と思われることを恐れるからでしょう。そんなことだけで「出来ない奴だ」とレッテルを貼るマネジャーがいるとは思えませんが、お互いに普段の姿を見せ合っていないとすれば、相手に対して、疑念を抱いても、仕方がないのかもしれません。まずは、自分の部下に興味関心を持ち、職場での「普段の」「いつもの」部下の姿を良く知ることから始めましょう。知った内容をマネジメントに活かせるだけでなく、部下を知ろうとする態度・行動によって、結果的に、部下との関係性も深まっていくものです。

部下把握のポイント
- 「ふだん」「いつも」の表情・行動パターン
- 能力・適性・志向性
- 価値観・興味関心領域
- 家族構成・健康状態

2 能力・適性・志向性に応じた指導・支援・采配

　部下に関心を寄せ、状態を把握するだけでなく、そこで得た情報をマネジメントに役立て、成果が上がる職場の状態にもっていくかが重要であることは、皆さん十分に理解していることと思います。しかしながら、世の中には、「そうは言っても、うまくいっていないケース」というのが必ず存在するものです。だとしたら、どうしたらうまくいくようになるのでしょうか。

(1) 不調者が続出する組織の
　　マネジメントスタイルの特徴

　現在、不調者が続出する組織のマネジメントスタイルは、大きく3つのタイプに分けられます。

(a.) メンテナンス（労務管理・指導・育成）に手間隙をかけずに、効率よく結果（成果・業績・数字）をだすことだけを要求・評価するマネジメントスタイル
(b.) 時代や職場の変化を考慮せず、いまだに、昔の自分の成功体験が元になっているマネジメントスタイル
(c.) マネジャー自身が、職場のマネジメントよりも、担当者としての役割を優先しがちなマネジメントスタイル

　(a.) の場合は、部下の育成・指導や個人的な対応は自分の仕事だと思っておらず、自分の部下がどんな顔をして出社しているか、その仕事ぶりはどんなものか、などということには、ほとんど興味関心がなく、とりあえず、成果さえ出ていればO.Kのタイプです。このため、部下が病気になって会社にこられなくなるという状態に陥るまで、全く不調に気づかないことや、しょっちゅう遅刻や欠勤をするけれども、とりあえずの成果やノルマを達成していれば、問題ないと考えてしまっていることが少なくありません。そのようなマネジャーにとっては、部下が成果を出すための機能（能力・耐性）を備えていることが大前提ですから、不調になって成果がだせなくなった時には、それは本人の能力・耐性不足の問題で、自分は無関係だとみなしてしまう傾向があります。ひどいマネジャーになると、自分のマネジメント責任を棚に挙げて、「この職場は強くて能力のある人間しかいらない」などということを平気で豪語します。
　(b.) は、自分が経験したやり方や考え方でできるはずだ、という強い

確信があるために、相手の状態（能力・適性・志向性）や、職場のルール、時代の変化にあわせて対応を変えることがなかなかできず、いつでも、誰に対しても同じやり方を通そうとします。またマネジャー自身の想いが強いので、「よかれ」と思っての過剰配慮や、ルールや制度を度外視した誤った対応も多く、こじれる場合が少なくないのですが、当のマネジャー自身は、自分が原因であるとは全く気づいていません。

　(c.)は、マネジャー自身も、「かつては優秀な技術者だった」というような、割と専門的で、職人気質的な世界で起こりがちです。部下は、自分が仕事をしている姿をみて学び・盗むものだと考えているので、自分から率先して声をかけるとか、教え導くということは滅多にしません。また、このタイプのマネジャーは、その分野において自分の技術力や専門知識が優れていることが、部下をマネジメントしていく上で何より大切なことであると信じているので、自分自身が専門的な仕事をしたがる傾向があります。このため、逆に自分がよくわからない分野や興味関心のない分野に関しては、口出しをせず、結果的に放置してしまうという傾向があります。

(2) 主観的でなく、客観的かつ的確に部下や周囲、自分の状況を把握すること

　みかけ上の違いはあるものの、3者すべてに共通しているのは、自分の価値基準が強すぎて、部下や周りの状態を的確に把握できていない問題点があることです。部下の状態を的確に把握できていないことは、部下に対する自分のマネジメントが適切でない場合もあり、それが原因でメンタルヘルス不調に発展している場合も少なくありません。

　また、マネジメントスタイルではありませんが、不調者が続出する組織の特徴として、「上司自身も不調」「上司自身が多忙で不在」「上司自身が個人的な問題で悩んでいる」ことが少なくありません。これも、マネジャーに余裕が無いために部下や周りの状態を的確に把握できていない

からでしょう。

　人間がマネジメントしていく以上、マネジャーの個人的な状態や価値観が反映されるのは仕方ないことであり、また、それが功を奏することも多いのですが、それらが強すぎて、部下や周りの状態が見えなくなっているのだとしたら、マネジャー自身も、1人の人間として、一度自分を振り返ってみることが必要でしょう（この点に関しては、（3）で詳しく述べることにします）。マネジャーにとって、成果・業績を上げることはもちろん重要ですが、その成果を出してくれるのは一体誰なのでしょうか。少なくとも、能力を発揮出来ないような状態に置かれている部下が、まともな成果を出せるはずはありません。部下がきちんと成果を出すためにも、マネジャーは1人1人の部下の能力、適性、志向性をきちんと把握し、部下が持てる能力を最大限に発揮できるようにマネジメントすることが望まれます。

（3）試合に勝つためのチーム作りと同じ

　マネジャーむけの研修で、この話をすると、「それは甘やかしではないか、そもそも部下の方が上司や会社の方針に合わせるべきなのではないか」という意見が述べられることがありますが、本当にそうでしょうか。職場は、野球やサッカーのチームと同じです。メンバー1人1人の能力・適性を的確に把握し、目的や状況に応じて、見合った役割を担当させることが、チームを勝利に結びつける近道でしょう。また、単に能力のある人を集めて効率よく並べているだけでなく、時には「ぼやき」や「おだて」「居残り特訓」なども使いながら、メンバーの士気とそのチームへの帰属感を高めていくことが、常勝・人気チームとして名を馳せることにつながるのではないでしょうか。あるいは、タレントやアーティストのマネジャーをイメージすると、わかりやすいかもしれません。マネジャー自身が表にでることはほとんどありませんが、タレントやアーティストが、能力を最大限発揮できるよう、育て、導き、能力に磨きを

かけ、活躍の機会を設け、体調管理や、時にはプライベートなことに関してまで世話を焼きます。つまりマネジャーは、「上から目線」で、権威や力で言うことを聞かせるのではなく、成果を出すために、共に歩んでいくパートナーのような存在であるべきではないでしょうか。

　現代は、働き方や価値観も多様で、企業や職場の理念として、「個性の尊重」が掲げられているところも少なくありません。個性や、職場に存在するさまざまな違いに着目し、それぞれにあわせてマネジメントすることは、決して部下を甘やかすことではなく、むしろ、職場において効率よく成果を挙げるための手段の1つだと考えるべきでしょう。成果が同じであれば、何もわざわざ嫌な思いをして仕事をする必要はなく、気分よく仕事をした方が精神衛生上、はるかに好ましいのは言うまでもありません。また、部下の側でも、マネジャーが自分に合った采配をしてくれて、その上自分の成果・成績まであがるのですから、仕事に対するモチベーションやお互いの信頼関係、そして職場に対する帰属感が高まり、結果的に生産性の高い職場づくりをすることにつながっていくのではないでしょうか。

(4) 取り組みの結果としての利点

　個々の特性や、ふだんの行動パターンを把握しておくことで、そうでない行動や状態が現れた際には、マネジャーが察知しやすいという利点があります。それも、わざわざ何か特別なことをして気づくというよりは、マネジャーが通常の業務を遂行していく中で、部下のわずかな変化に気づくことができるため、予防対応につながりやすいのです。おそらく、こういう職場では、仮に多忙で高負荷であったとしても、メンタルヘルス不調事例は、滅多に起きてこないと思われます。

　職場における効果的なメンタルヘルス対策を考えるのであれば、部下の不調をみつけることに注意を払うよりも、部下が不調になるのを防ぐために、部下の仕事がうまくいくよう、適宜、コーディネイトすること

に注意を払うべきでしょう。

3 部下との信頼関係づくり

(1) 厳しい状態に耐えられるのも信頼関係があるから

　部下に対するマネジメントを、更に効果的なものにするために、上司—部下の信頼関係を構築することが不可欠なのは、言うまでもありません。皆さんも１度や２度は経験があるかもしれませんが、自分が心から信頼している上司の下で働いていた時は、その時のことを思い出すだけで思わずテンションがあがってしまうような、やる気に満ち、能力が発揮されて、苦労はしたものの、輝いていた時代ではないでしょうか。同じ仕事をするのでも、こういう状態で仕事をするのと、そうでないのとでは、人の心や仕事の成果に大きな差が出ます。
　「上司は自分のことを理解・信用してくれているし、何かあったらいつでも援護射撃してくれる」と信じているからこそ、顧客との厳しいやりとりや熾烈な競争にも耐えられるわけで、「いつ、はしごをはずされるか」「いつ、うしろから撃たれるか」という不安で疑心暗鬼な状況では、部下が仕事に専念することなどできるはずがありません。

(2) どのように信頼関係を築いていくのか

　部下と信頼関係を築くというと、必要以上に「仲良し関係」になろうとする人がいますが、あくまで仕事をする上での関係なので、業務上で必要な報告・連絡・相談・指示・助言・指導がつつがなく出来る状態であると考えるのが妥当です。先にも述べましたが、仕事に関する些細な疑問や相談事でさえ、上司にはなかなか出来ないという社員が結構いるものです。その背景には、「下手なことを相談して、変な評価をつけられては困る」という、上司のマネジメントに対する不信感や、「マネジャー自身も大変で、自分のことなどにかまっている余裕などなさそう」とい

うような、マネジャーの力量に関する疑問が潜んでいる場合が多いのです。

　マネジメントをしていれば、自ずと厳しいことを部下に伝えたり、聞きにくいことをあえて問いただしたりしなければならない場合もあるはずですが、そこに信頼関係がないと、なかなかうまくいきません。上司が考えている以上に、部下は上司の行動・状態を見ているものです。ですから、部下のふだん・いつもの様子を把握するのと同時に、自分のふだん・いつもの言動に気づくことも、信頼関係を築くためには必要なことと言えるでしょう。そして、何より大切なのは、気づいたことをそのままにせず、必ず行動に移すこと、そして、その行動を部下に見せることです。

第3節
マネジャー自身の セルフケアの重要性

1 マネジャーとしてのストレス、いろいろ

「どうしてマネジャーばかりが、こんなにやらなければならないのか」と思われた読者もかなりいることでしょう。職場で起きる部下のメンタルヘルス不調がすべてマネジャーの責任とは言えませんが、マネジメント次第ではここまでこじれなかったという例が、かなり存在していることを考慮すると、会社からそれなりの権限と待遇を与えられている者として、一般社員より責任や役割が重いのは当然のことといえます。

しかし、一方で、マネジャーも人間ですから、人並みに個人的な問題もありますし、一社員として、会社に不満を抱いていることもあるはずです。ここで、マネジャーが抱えてしまいがちな問題を見ていくことにしましょう。

(1) 中間管理者としての悩み

マネジャーといえども、大抵は、「そのマネジャー自身にも上司がいる」

場合が多いのはないでしょうか。いわゆる「中間管理者」です。「管理者」と名がつく以上、それなりの役割や責任が課され、それ相応の権限が付与されるものですが、実際のところはどうでしょうか。自分がその組織のマネジャーのはずなのに、結局は、自分の上司がすべてを決めてしまっている、あるいは、本来は上司の責任であるはずのことが、自分のところに丸投げされる、ということはないでしょうか。その場合、課された責任の重さの割に、与えられている権限が小さい訳ですから、うまくこなすことができなくても、当然のはずです。ところが、実際は、そのマネジャー自身の力量不足と見なされているケースも実は少なくないと思われます。また、「丸投げされても断れない」、あるいは、「上にものを言えない」というのは、上下関係が厳しい世界や、古い体質の組織ではよくあることで、本来は自分の役割ではないと分かっていても、場合によっては「暗黙の了解で」、引き受けざるを得ないということもあるでしょう。それもマネジャーの役割の1つと割り切ってしまえば、それほど負担になることもないのかもしれませんが、そうは簡単にはいかないのが、辛いところです。

(2)「見える化」の推進と、予防的マネジメントに対する評価の低さ

成果主義という考え方が浸透してきてからは、「目に見える」ということがとても重要視されるようになってきました。よって、数字としてなかなか成果が見えにくい、部下のマネジメントに関する評価は得られにくくなり、払った労力に見合わない結果になるという矛盾も起こっています。よく耳にするのは、「トラブルが起こらないようにマネジメントするよりも、トラブルが起こって、それをうまく火消しした方が人の目につきやすく、評価されている(いわゆる「マッチ・ポンプ」★)。何も

★──自分で問題を起こしておき、自ら解決することで賞賛や利益を得ること。

起こらない、起こさないという予防的マネジメントは評価されない」というものです。

　これを職場のメンタルヘルス対策にたとえると、どうなるでしょうか。

　Aマネジャーは、部下の能力、適性、志向性をきちんと把握し、日頃から部下の様子をよく観察し、必要に応じて相談対応や指導をしてきました。職場は多忙でしたが、メンタルヘルス不調に陥る部下は１人も出ず、成果もそれなりに出ました。

　一方、Bマネジャーは、「やるべきことは、たとえ倒れてでもやるべき」という考えの持ち主で、部下へのプレッシャーも厳しく、過重労働から、何名かの部下がメンタルヘルス不調を発症しました。Bマネジャーは、様子がおかしいその部下たちを病院に連れて行き、その後、休業から職場復帰までフォローしました。

　Aマネジャーの組織とBマネジャーの組織の成果が同じだとしたら、どちらがより注目され、より評価されるのでしょうか。

　本来は、組織の安全配慮義務を全うし、成果もそこそこに出したAマネジャーの方が評価されるべきところですが、現実はどうでしょうか。皆さんの職場に、「やるべきことは、たとえ倒れてでもやるべき」という価値観に共感する人はいないでしょうか。また、メンタルヘルス不調になった部下を発見し、受診させ、休業、職場復帰させるという、「問題は起きたものの、それをうまく収束させた」ということが、評価に値すると考えている人はいないでしょうか。

　予防することは、とても大変なことで、付け焼刃的に出来るものではありません。しかし、現在の評価制度の中で、「問題が何も起こらない」「その状態をキープする」ということは、「あたりまえ」のことであり、「評価のしようがない」ということが割と多いのです。

(3) マネジャー自身の適性や志向性

　日本の場合、本人の適性や志向性に関係なく、ある領域で成果を挙げ

た社員をマネジャーに起用する傾向が強いので、「本当は、自分はマネジメントには向いていない」と思っているマネジャーも、実はかなりいるのではないでしょうか。

　仕事として、課されたものは、適性や志向性に関係なく、「役割」としてこなしていくべきなのでしょうが、マネジャーもそのように割り切っているつもりでも、うまくいかないことがあったり、大きな問題がおきた時には、自分が大切にしている価値観とのギャップを痛感し、それが大きなストレスになる場合があります。

(4)「人格者・パーフェクトであるべき」という縛り

　組織のマネジャーというタイトルは、役割や仕事を表したものにすぎないのですが、多くの場合、本人にも周りにも、「選ばれた人」であるという意識が潜んでいることが多いものです。特に昔は「役職者＝人格者」として扱われることが多かっただけに、いまどきのマネジャーでも、「選ばれた人」である以上、あらゆる点で他者より優れていなければならない、そうでないと部下がついてこない、と思い込んでいる人が多いのではないでしょうか。

　その思い込みは、周りが醸している場合もありますが、多くはマネジャー自身が自分で創りあげた「縛り」である場合がほとんどです。その縛りがマネジャー自身の言動を抑圧したり、現実の自分とのギャップに苦しんだり、劣等感をもったりして、大きなストレスとなる場合があります。マネジャーが人格者であれば、それはそれで素晴らしいことですが、そもそもの役割は、マネジメントを通して、部下や組織が生き生きとして、成果をだせるようにすることですから、人格者であるべきと気負う必要はないのかもしれません。

　「最近、なんだか息苦しくて、仕事がしづらいな」と感じているマネジャーは、自分の役割に対する価値観を点検してみてはいかがでしょうか。案外、自分で自分の首を絞めているのかもしれません。

（5）部下の人生に関わることへの躊躇

　先にも述べましたが、かつての日本では、上司は部下の人生の多様な場面に関わっていたと言っても過言ではありません。仕事上での関係に過ぎないのにも関わらず、日常的な心配事への相談対応はもちろん、結婚相手の世話から仲人、家探しまで、まるで第二の親のような存在です。まさに昔のマネジャーは「親的な立場」で部下を教え育てていたのでしょう。

　お子さんを育てた経験のある方はお分かりになると思いますが、子供を育てるには、大変な手間と忍耐力が必要です。自分がやってしまったほうが早いことでも、まさに、「やってみせ、言って聞かせ、させてみて、誉めてやらねば、人は動かじ（山本　五十六）」です。

　かつてのマネジャーが実施できていたことが、いまどきのマネジャーにできないのはなぜなのでしょうか。

　筆者（の一人）は今から約25年前に新入社員として会社に入社したのですが、かなり最近になるまで、いわゆる職場の偉い人達は、ゆったりと椅子に座り、書類を読んでいるか、書類に押印しているか、たまに部下を呼んで、何かを指示しているかという程度で、現在のように、担当としてあくせくしている姿はあまり見かけたことがありませんでした。つまり、それだけ部下に手間をかけられる余裕があったのかもしれません。しかしながら、それが必ずしも部下にとって快いものであったとは限りません。現在、マネジャーになっている人の中で、自分がかつて若手社員だった頃、それを煩わしく思ったり、反発したりした人も結構いるのではないでしょうか。今は単に時間的余裕の有無だけでなく、上司側の気持ちも、部下側の気持ちも両方わかる立場だからこそ、なかなか思い切った態度が取れず、それがかえって、自分や部下のストレスになっているのかもしれません。

(6) 変化への対応

　マネジャーに任命される世代は、早くて30代半ば、遅くて40代半ばというところでしょうか。この世代は、加齢や時代の変化を最も受けやすい時期ともいえます。入社後、30代初めまでは第一線でバリバリと働き、さまざまな困難はありながらも、基本的には担当している仕事のみで職場における自分の存在を確立し、自信に満ちあふれている頃でしょう。その成功が評価され、昇格・昇進していくのですが、その瞬間から求められる役割は変化し、かつて自信があった担当者としての能力も、いつの間にか部下に追いつかれ、追い越されているという現実に直面します。特に、進歩の早い技術の世界にいる人の場合は顕著で、自分が苦労して築き上げたことが、わずかな期間ですでに陳腐化しているということも少なくありません。

　第一線から退くさびしさや、役割の違いだけでなく、自分が信じ、築きあげてきた価値観や成功体験がもはや通用しないという現実を、なかなか受容しきれないということもあり、それが、マネジャー自身の大きなストレスになっている場合も多いのです。また、この年代は職務上だけでなく、個人的にも人生上のさまざまな出来ごと（ライフイベント）に遭遇する時期でもあり、それがストレスとなっている場合も少なくありません［第6章参照］。

2 マネジャーのストレスへの気づきの無さが、部下を追い詰めることもある

(1) 自分だけの問題では済まされない

　注意しなければならないのは、前述したような状況に、本人自身が気づいていない（あるいは認めていない）ため、ストレスとして認識されていることも少なく、間接的に部下へのマネジメントに現れる場合があるということです。たとえば、マネジャー自身が、職場のマネジメント

よりも、第一線で影響力を行使することを望んでいたとすると、部下にやらせなければならない場面で、部下にまかせきれずに、つい、自分がすべてを仕切ってしまい、その結果、部下も育たず、部下のモチベーションも下げるというケースや、かつて、自分が担当者としてうまくできなかった仕事が、時代の変化（技術進歩）の影響で、自分の部下がいとも

コラム❶

「防衛機制」

　防衛機制とは、不安、不快、脅威を感じる状況で自分のこころを守るメカニズムです。大きく、抑えこむ、逃げる、変える・換える、受け入れる・取り入れる、の4種類に分類されます。

①抑えこむ
➡苦痛に感じる問題、不都合な衝動などを、自分の内側に抑えこんで、忘れてしまう（抑圧）

②逃げる
➡不快、脅威を感じる状態から逃げることで、安定した状態を取り戻そうとする（逃避）

③変える・換える
➡自分自身の嫌な面を相手の特徴や言動の中に見出してしまい、責めてしまうこともある（投影）
➡Aさんへの不快な気持ちや衝動を、別のBさんに向けることで解消しようとする（置き換え）
➡相手に対する不快な気持ちや衝動を隠して、よい形で対応しようとしてしまう（反動形成）
➡自分の欠点や不始末による不快な状態に対し、別の理由をつけて解消しようとする（合理化）

④受け入れる・取り入れる
➡脅威、不快を感じる相手の特徴や行動のまねをして、不快な感情を解消しようとする（摂取）

　そもそも自分のこころを守るメカニズムですが、程度がすぎると、さらに不快な感じが増すこともあり、そのときは自分や周囲にとって大きな問題に発展します。不安、不快、脅威などを感じる自分の気持ち、その対象が何かを「自覚」するだけでずいぶん楽になります。

簡単に実現しそうになった時に、それを組織の成果として捉えられず、嫉妬のあまり、つい、邪魔をするような動きをとってしまうというようなケースです。

あるいは、マネジャーが、家族とうまくいっていないというような家庭上の問題を抱えている場合、日頃、家族に対して抱いている、言いたくても言えない悪感情を、自分より弱い立場である部下にむけてしまうというケースもそれです。

話として聞くと、「なんと小さい人間だ」とか「自分はそんなことは絶対にしない」と思ってしまいがちですが、加齢・時代等の変化による喪失感や、個人的な問題によるストレスというのは誰にでもあることであり、要は気づいているか、いないかだけの問題です。そしてその問題やストレスを解消するために、人間は自然と対処行動をとるものなのですが、気づくこと自体が本人にとって都合が悪い場合、上記のようなゆがんだ形で現れることがあります［コラム❶参照］。

別の場面での新たな役割や生きがいを見つけることに専念したり、問題そのものを解決するための方法を模索するなどの建設的な行動をとることができれば、ゆがんだ対処行動がマネジメントに反映されるようなこともなくなるでしょう。

心理学者であり、精神分析家でもあるエリクソン（Erikson, E. H.）によると、「人間は死ぬその瞬間まで成長を続ける存在」なのだそうです。その時々に応じた生き方、生きがいをみつけることで、「今ここ」における自分のアイデンティティーを確立していくことが、人間としての真の成長と、心の安定につながるのではないでしょうか。

(2) マネジャー自身が、まずは『I am o.k.』の状態であること

第2節❷(2)で述べたように、マネジャー自身の状態によって、部下

や仕事のマネジメントがうまくいかず、それがメンタルヘルス不調事例となって現れる場合があります。よって、マネジャー自身がまずは心身ともに、ある程度安定した状態であることが必要です。

マネジャーも時には病気にもかかりますし、悩みだってあります。しかし、マネジャー自身の体調や、迷い、問題は、時に自分だけの問題ではすまされず、部下に何らかの影響を与えるため、放置は厳禁です。完全に解決しないまでも、自分なりにその問題や状態に気づき、ある程度まで解決の目処がたっているとか、方向性が見えていることが必要でしょう。職場で散見される、パワハラやセクハラ、責任の丸投げ、部下の放置、部下の不調続出などには、実はマネジャー個人の、人間としての「ありよう」が深く関わっているのです。自分が大切にしている価値観を再認識した上で、違う価値観が必要とされる役割をどのようにこなすのか（あるいはこなさない決断をするのか）を、上司やカウンセラーなどと、折に触れて振り返り、じっくり考える機会を持つことが不可欠でしょう。

（3）1人で抱えない、あきらめない

そして最後に、忘れてはならないのは、「マネジャーが、1人で責任を負うものではない」ということです。組織・職場の代表者としての判断ですから、判断に迷うことがあったら、本来は上位職者や関係部門と相談・連携して対処していくものなのですが、実際のところは、「うまくやれ」「お前が判断しろ」と突き放される場合も少なくないのかもしれません。そのような高負荷状況から、一般社員よりも、中間管理者のメンタルヘルス不調率が高いという職場も増えてきました。しかし、決してあきらめないでほしいのです。世の中には「変えようのないこと」「あきらめるしかないこと」も確かに存在はしますが、職場のマネジメントはそうではありません。また、あきらめて言わなくなってしまえば、問題自体が存在しないことになってしまいます。

「誰が言ったか」ではなく、「何が正しいのか」を追求し、人を育て、人が能力を発揮できるような環境づくりをすることが結果的に成果を生み出すことにつながるのです。マネジャーがあきらめてしまうことで、多くの成果を出してくれるはずの部下があきらめてしまうことにもなりかねません。

(4) 組織・企業のあり方自体が問われている中で

　もはや、メンタルヘルス対策を含む職場のマネジメントは、何か目に見えて起きてくることに対処しているだけでは不十分で、一般社員へのマネジメントだけでなく、マネジャーに対する、より上位職者のマネジメントも、そしてさらに、企業・組織・職場としての「あり方」そのものを見直さなければならない時期にさしかかっているのかもしれません。しかし、組織や体制を変えていくというのは、とても重要なことである反面、それだけに時間もかかるもので、一朝一夕にできるものでないことは皆さんも十分に気づいていることだと思います。だからといって、組織が自然に変わって行くのを、ただ手をこまねいて待っているわけにもいきません。現場ではマネジャーがさまざまな問題に直面し、まさに「待ったなし」の状態に置かれています。大きな組織も、要は個人の集まりです。1人ひとりのマネジャーが、まずは自分が関与できるところから始めていくことが、組織や体制の改革につながっていくのではないでしょうか。

第3章

メンタルヘルス不調の症状と病態

ここでは、働く人たちのメンタルヘルス不調の症状、その病態について詳しくみていきましょう。こうした不調者の症状や病態に関する知識を正しくもち、よく理解しておくことはメンタルヘルス不調者の早期発見、早期の適切な対応に必ず結びつきます。メンタルヘルスの予防の観点からも大切ですので、代表的なメンタルヘルス不調の症状とはどのような状態なのかについて正しい知識をもちましょう。

第1節
うつ病（気分障害）

1 うつ病とは何か

（1）うつ病の発症

　現在働く人のメンタルヘルス不調の中で、最も多いのがうつ病です。うつ病は気分や感情の変化を基本的な症状としており、その背後にはストレスとなる出来事や状況が関係していることが多くあります。またこのうつ病は、再発率が高いという特徴があります。

　これまでは、うつ病は中高年齢層（40〜50代）に多いといわれてきましたが、診断基準が変更されたのにともない、抑うつ状態がうつ病と診断され、最近では若年層にもうつ病の発症が多くなっています。うつ病の生涯有病率は約6.2%といわれています。

　うつ病の原因としては、何らかの環境要因が影響しており、脳内モノアミン系の異常をきたした時に発症するといわれています。また、職場では一般に男性の発症が多いですが、男性と女性の発症率では、むしろ女性の方が約2倍発症が多いのが実際です。女性はホルモンの影響を大

きく受けるため、うつ病の発症原因に女性特有のホルモンの影響があると考えられているからです。ただし、男性の場合にはうつ病が重症化したり、長期化する傾向があります。それは、女性と異なり、男性がメンタルヘルス不調（抑うつ状態）になっても、なかなか他の人にありのままを相談しないこと、ずい分症状が悪化するまで、医者にかからないことなどが原因です。すなわち、男性は、自分の弱味を人に知られたくないため、長期にわたって一人で問題を抱えこむ傾向があることが、うつ病が重症化、長期化する原因になっています。

(2) うつ病の精神症状

メンタルヘルス不調のサインには、心理面の変化、身体面の変化、行動面の変化が現れますが、うつ病の症状は次のような3つの障害となって現れてきます。それらは、①感情、②意欲・行動、③思考の障害です。

①感情の障害

憂うつな気分、気分の落ち込み、イライラ感が見られ、表情や態度にも現れます。そして、不安感や焦燥感がその症状として出てくるようになります。

②意欲・行動の障害

何事もおっくう、疲れやすい、倦怠感、意欲やる気の減退などの症状が見られます。そのため、会社へ行く、職場へ出向く、担当業務を処理することがおっくうで次第に辛くなります。

③思考の障害

考えかたやものごとの捉え方が、悲観的、自責的（自分を責める）、絶望的、心気的（くよくよする）などの傾向が見られます。そのため、考えがまとまらない、集中できないなど思考がスムーズに進まず判断力

も低下し、ものごとがなかなか決められないなど、決断困難となります。症状が進行してさらに悪化してくると、自殺したいと考えたり、実際に自殺を企て実行することもおきてきます。自殺者のうち約7割が、自殺の前にはうつ症状を有していると考えられています。

うつ病の診断基準がアメリカ精神医学会によって定められていますが、それは下の通りです[表3参照]。

9つの質問項目を「全くない、数日、半分以上、ほとんど毎日」の4段階で判定します。そして、合計点により症状レベルを軽度、中程度〜重度、重度に分類をします。これは、「こころとからだの質問票」として、日本語版が出ており、妥当性も高く有用性が高い診断ツールとされています。

表3 ■ うつ病の診断基準（DSM Ⅳ）

	症状
（ア）	一日中、気持ちが落ち込む
（イ）	これまで好きだったことが楽しいと感じられない
（ウ）	急に食欲が落ちる、体重が減る
（エ）	眠れない（不眠）、あるいは眠りすぎる（過眠）
（オ）	毎日身体がだるい、何もする気がしない
（カ）	そわそわ、落ち着かない、反対に動作が鈍くなる
（キ）	自分をダメな人間だと考える
（ク）	何も決められない、集中して考えれない
（ケ）	死にたいと思う

（以上の症状が2週間以上継続して該当する場合）

(3) 身体症状から始まる

　うつ病は、身体症状からはじまることが多くあります。こうした身体症状はいろいろあり、それらが組み合わさって出現します。最も頻度の高い身体症状は、睡眠障害です。睡眠障害には、入眠困難、中途覚醒、熟睡困難、早朝覚醒がありますが、なかでも特に早朝覚醒（朝早く目が醒めてしまい、その後は眠れなくなる）は、うつ病に特徴的な睡眠障害です。他に、うつ病には過眠（長時間にわたって眠り続ける）も一部見られることがあります。

　この他の身体症状としては、頭痛、便秘、食欲不振（砂をかむような味がする、味が感じられない）、倦怠感、疲れやすい、性欲の減退などが見られます。こうしたいろいろな身体症状が出てくるため、初期には身体疾患ではないかと捉え、内科などの一般診療科を受診することが多くあります。そのため、食欲不振の治療、頭痛の治療を続けていて、うつ病の診断が見逃され、初期からうつ病に対する適正な治療がなされず、診断・治療がだいぶ遅れることもあるのが実際です。

　このようなうつ病の症状を早期に発見して、治療を始めれば、多くの場合仕事を休まずに、定期的な通院で、うつ病を改善することもできます。

(4) 職場でのうつ病の早期発見

　うつ病になると、心理面、身体面、行動面の変化が現れるのが一般的であるため、職場で早期にうつ病に気づき、対処することが大切です。そのためには、いくつかのポイントがあります。次の項目が当てはまるか、チェックをしてみてください。

①以前と比べて、表情が暗く生気がない
②最近、体調不良の訴えが多い（風邪をよくひく、疲労、頭痛、肩こり、めまい、動悸、便秘など）

③朝のうちは元気がなく仕事の能率が低下するが、午後から夕方には元気になり、仕事をするようになる
④口では、「頑張ります」と言うが、以前のようには頑張れない
⑤仕事をテキパキこなせず、簡単なことでも判断に迷い決められない
⑥自分の席にいても、イライラしているようで、落ち着きがない
⑦話しかけても、面倒な様子で、周囲との交流を避けるようになる
⑧遅刻、早退、欠勤が増える
⑨以前は、好んで話題にしていた趣味、スポーツもやらなくなる
⑩朝からボンヤリしており、不眠から飲酒量が増えている様子がわかる

(5) うつ病のタイプ

❶単極性うつ病

　うつ病相だけの単極性うつ病は、有病率が高いうつ病(生涯有病率は10〜15％、6人に1人が一生のうちにかかる頻度の高い病気)であり、受診するうつ病のほとんどが単極性うつ病です。最近の職場環境のストレス要因がうつ病の発症に影響を与えていることが多くあり、心理環境要因が大きくかかわっていると考えられています。

　こうした単極性うつ病を発症する人の性格特徴として、真面目、几帳面、完璧主義、人への配慮をする(他人に気づかう)などの特徴が挙げられます。発症しやすい年齢層としては、単極型の平均初発年齢は24〜27歳であり、各年代に広く分布しています。中高年層にも多いのですが、最近では、若年層のうつ病が注目されています。

❷仮面うつ病

　うつ病は精神症状と身体症状を伴いますが、身体症状は精神症状と並ぶうつ病の本質的なものでもあると考えられています。すなわち、頭痛、頭重感、全身の倦怠感、肩こり、腹痛、食欲減退、便秘、やせ、性欲減退、月経不順などの身体症状がうつ病に伴います。こうした身体症状が

前面に出て、精神症状がその陰にあり目立たないため、見過ごされがちですが、こうしたうつ病を「仮面うつ病」といいます。本人も周囲の人もうつ病であることに気づくのが遅れ、そのため内科などに長期間かかり必要のない検査が繰りかえされ、早期からの適切なうつ病の治療が行われにくいのが特徴です。本人自身も身体の病気と捉えているため、精神科の治療をなかなか受け入れようとしないという問題があります。

❸更年期うつ病

女性は中年期にホルモンバランスが次第に崩れ、更年期にうつ病を発症することがあります。精神的な症状として、不安、焦燥感、落ち着きのなさなどがその症状として目立つようになります。主婦の場合には、初期の状態として、これまでできていた家事ができないなどの症状が見られます。発症のきっかけとして、いろいろな「喪失体験」が見られることがあります。

すなわち、親からの子どもの自立、老親の死、ペットの死、若さの喪失などで、このように中年期に大切にしていた人の死、喪失、親からの子の自立に遭遇することによる虚無感、空虚感などがそのきっかけとなって、うつ病を発症する引き金となります。

その頃、夫は管理職として、一番多忙な働き盛りであり、主婦の場合は1人家に取り残されたような疎外感、寂しさ、わびしさを感じることから「空の巣症候群」とも言われています。職場のみならず、家庭においても同様に、家族のコミュニケーションを大切にし、互いの気持ちや思いを伝え合い、話し合いを通して相互に理解しあい、支えあう努力がこの時期には欠かせません。

❹双極性うつ病

双極性とは、うつ病相と躁病相を交代に繰り返すもので、症状として気分のアップダウンが繰り返えされるため、かっては「躁うつ病」と称

されていました。躁病相のみのものも双極性うつ病にいれることもあります。単極性うつ病よりも出現頻度（1年間の発症率、単極性1.5％、双極性0.5％）は少なく、発症年齢が低く20代半ばで男女とも95％が発症します。家族に同じ病気の人が見られる傾向があり、遺伝的要因が強くあります。双極性うつ病は、心理的な要因よりもむしろ生物学的に規定されている部分が大きいと考えられています。この双極性は不眠を除いて、身体症状は少なく、単極性うつ病のもつ身体症状のようなものはあまり目立ちません。

　この双極性うつ病は、Ⅰ型とⅡ型に分かれています。「双極Ⅰ型」は、躁病の症状が明らかに現れるものですが、「双極Ⅱ型」は軽い躁状態（躁病の診断基準を完全に満たさない）が見られる程度の症状です。

　躁状態としては次のような症状がみられます。

- 気分の高揚またはすぐに興奮して怒り出すような状態が続く
- 自尊心の肥大、誇大
- 睡眠の減少
- 多弁
- 考えが急に飛躍して脈絡がなくなる
- 注意が散漫
- 目的を目指して行動することが強まる
- 快楽をもとめる行動が強まる

　双極Ⅰ型の生涯有病率は0.4〜1.6％で、この双極Ⅰ型の障害を持つ者は、そのうち10〜15％が自殺を遂げることがあります。躁状態での行動上の問題としては、気分の高揚感、有能感などから無分別な投資行動、ギャンブル、配偶者への暴力などが起きることがあります。こうした双極性うつ病の治療としては、精神療法とともに薬物療法が用いられており、気分安定薬が用いられます。

❺非定型うつ病（新型うつ病）

　若年層に増加している現代型うつ病は、仕事のストレスと密接な関係をもっており、特に若い20代、30代の働く人達に増えているうつ病です。厳しい社会状況を背景とした企業における職場のストレスと発症との関係が指摘されており、緊急の対策が企業に求められています。

　この現代型うつ病は、未熟型うつ病、職場結合性うつ病、ディスチミア親和型うつ病などと言われており、社内の職場ではうつ状態であっても、職場以外の場所では症状が軽くなり元気になることなどから、別称「社内うつ」などとも称されている新型のうつ病です。

　この非定型（新型）うつ病は、35歳以下の比較的若年層の働く人達に多く、組織への一体化を拒否し、自分の固有の領域を侵されることを嫌う傾向があります。集団の一員としてのアイデンティティ形成時に求められる、組織の規律に抵抗感をもつことが多くあります。また、特に厳しい上司に対し心理的な抵抗感を抱くなど、組織の規律、職務遂行に対する責任感、几帳面さや真面目な態度、姿勢が欠如しており、相手や環境に自分を合わせることが苦手で、自分を変えることにストレスを感じるような若い人達にみられる、メンタルヘルス不調です。すなわち、こうした若者は自己中心的で他者への配慮性が少なく、些細なミスや失敗をすることで職場恐怖のような心理状態となりやすく、ストレスからついには出社できなくなるようなこともあります。

　また、彼らは仕事上の課題に高い水準を要求され、仕事量が増えることによって、心身の疲弊が次第に蓄積し、その頂点でうつ病を発症することがあります。従来の典型的なうつ病は、自責の念など自分が至らず、責任を全うできず、そのため、皆に迷惑をかける自分のふがいなさを責め、責任を取ろうとするために苦しむことが多いのが一般的でした。しかし、反対に現代型うつ病は、自分の思い通りにならないストレスを、会社や上司への批判・攻撃に向け、攻撃的な感情・批判的態度が表面に

現れ、その結果として労災を申請するような場合もあります。仕事が合わない、自分が思っていたような会社ではなかった、上司が悪い、異動したいなどとわがままを言うなど、自分の欲求を強く訴える傾向があります。

彼らは、薬物療法としての抗うつ薬にあまり反応しないことが多く、そのため、彼らの治療としては、ストレスの原因を明らかにした上で、職場環境への適応を支援することが必要です。しかし、自己中心的な姿勢や甘えた態度では組織行動はいつまでもとれず、企業のコンプライアンスを遵守させるような指導、厳しい教育的な対応も必要となります。

彼らは、社会に出て働くまで学生時代に思う存分自由を謳歌し、集団規則に縛られることを拒否し、気ままに行動してきた自由な若者です。それが社会に出たとたん組織のルールに従い、与えられた役割・責任を果たすことを要求され、抵抗を示し、ストレス耐性が脆弱な特性を持っています。こうした若者が増加傾向にある現在、職場で彼等をどのようにマネジメントし、仕事へ動機づけ、役割責任を果たすことに対するストレス耐性を向上させるかが、重要であるといえるでしょう。

2 うつ病の治療

いわば、「脳の極度の疲労状態」と考えられるうつ病治療の基本は、仕事から完全に離れた十分な休養です。しかし、発症の原因と推察される事情によっては、単に休養するだけではなく、職場環境の調整、人間関係の調整、業務そのものの量や質の検討が必要です。うつ病を発症するきっかけとなったストレス要因に対する理解とともに、本人の辛さを理解する共感的なカウンセリングも大切です。うつ病は、そもそも生理学的基盤をもつ疾患であるということから、薬物を用いた治療が必要であり、心理的なアプローチのみに偏り、性格的な問題、気持ちの持ちようなどにのみ重点をおいたアプローチだけでは不十分であり、うつ病の

正しい治療の開始が遅れないように注意することが大切です。

(1) 薬物療法
❶抗うつ薬
　うつ状態では脳内の神経伝達物質であるノルアドレナリンやセロトニンの機能が持続的に低下する状態にあります。そこで、うつ病の治療薬である抗うつ薬はこれらの物質を神経中枢や感覚器官での再取り込みを阻外することで、抗うつ効果をあらわすと考えられています。

　しかし、抗うつ剤はこれまで口の渇き、便秘、目の調節障害、排尿障害などが起きることが認められましたが、近年 SSRI, SNRI と呼ばれる新しい抗うつ剤が使用されるようになり、こうした副作用も次第に改善されてきました。抗うつ剤の SSRI, SNRI は、副作用が少ないうえに、加えてあらゆるタイプのうつ病に用いることが可能です。しかし、使用初期には眠気、吐き気などが見られる場合もあることが報告されています。

　また、抗うつ薬は服用してからすぐに効果は現れず、一般的に 2 〜 4 週間経って後、少しずつ薬物効果が現れるといわれています。すぐに効かないからと早期に諦めてしまい、服薬を勝手に中止しないことも大切で、継続して根気よく服薬することが求められます。

　精神科で処方される薬は、抵抗のある人も多く「薬は害」「薬によって人格が変わってしまう」「依存症になるから服薬したくない」「薬に頼らずに治す」などと考え、このような根拠のない偏見から薬物を嫌い勝手に中止してしまう場合もあるので、この点は注意が必要です。カウンセリングを併用することの効果はもちろん大きいですが、抗うつ薬の効果、改善までの速さ、安全性、簡便性においては、薬物療法は効果的であると考えられています。

❷抗不安薬、睡眠薬

抗不安薬や睡眠薬は、不安や焦燥感が強い場合、不眠が持続している場合などには投与されますが、弱い依存性があるため長期間投与しないように留意されています。特に不眠の場合には、眠れるようにと寝る前に酒、アルコール飲料を飲む人が多いですが、次第に抵抗力を増し、アルコールの量が増えるなど、かえって不眠からアルコール依存になる懸念もあるので、注意が必要です。むしろ、医師の処方量をきちんと守りながら、ある時期睡眠薬を使用し、不眠が改善されるにしたがって、服薬を減量していく方がよいと考えられています。

（2）うつ病の精神療法

うつ病は薬物療法と並行してカウンセリングを受けることが効果的です。そして、うつ病の引き金となったこと、原因となった出来事は何かなどをカウンセラーと一緒に話しながら考え、これまでの働き方、仕事への対処のし方、対人関係のもち方、物事の捉え方（認知）などについて、振り返りを行い、自己を洞察し、問題点を明らかにした上で認識させ、再発の防止をすることが大切です。精神療法には、次のようなものがあります。

❶支持的な精神療法

a. うつ病は必ず治る病気であることを保証し、身体的な治療を進める
b. うつ病は生理学的、身体的な病気であり、本人や家族が考えているような怠け病、気の病ではないことを伝える
c. 治療は医師に任せ、なるべく仕事から離れて、十分に休養することを指導する
d. 考えがまとまらない、決断がなかなかできないなど、思考の低下がおきるので、うつ病の時には人生の重大な決断（会社を辞める、離婚をするなど）はしないようにする。

e. 抗うつ薬の効果が出てくるまで3週間～4週間、長い時間がかかること。初期には副作用があること、特にSSRI, SNRIを服用する場合には、吐き気、下痢などがあることを知らせる
f. 訴えに対しては、受容的、共感的、支持的に接し、絶えず時間はかかっても「うつ病は必ずなおる病気である」ことを繰り返し保証する。また、快復の過程では、一進一退を繰り返しながら、徐々に改善されることを説明する。

このようなa～fについての知識は本人だけではなく、家族や職場の上司や仲間も理解し、本人の心理的な負担が軽減するように、努めることが必要です。その場合に、過度の励ましは避けること、自殺の防止のための注意を怠らないこと、薬物の管理は厳重に行うことなどが大切な点です。特に自殺未遂に終わった場合などには、再び実行するリスクが高いので、注意が必要です。

❷認知療法、認知行動療法

うつ病の患者には特徴的なものごとの捉え方、考え方があり、その捉え方（認知）の歪みが、抑うつ状態を生み出していると考えられています。すなわち、人は自分のおかれた状況や抱える問題、自分自身について、自分独自の解釈や評価、捉え方、意味づけなどを行っているからです。

ある状況で自然に、自動的に起きるその考えかたやイメージのことを「自動思考」といいます。自動思考の例としては、全か無か思考（All or Nothing）、誇張と矮小化、過度の一般化、自分に何でも関連づける自己への関連付けなどがあります。

認知療法では、日常的に起きる状況で生じる自動思考を意識させ、その捉え方（認知）の修正を図りながら、捉え方や考えかたの偏りや独特の癖を、現実的で合理的な捉え方・考え方に修正する働きかけを行います。そして、不快な気分の時には、自分が否定的な自動思考をしている

ことに自ら気づき、そうした歪んだ捉え方が自分の気分や感情や行動に影響を与えていることを自覚させ、その捉え方を修正することを、自分でできるようになることを最終目的としています。

3 うつ病と自殺のリスク

　うつ病には自殺のリスクが伴うことがあります。日本は、ここ10年以上にわたり自殺者が3万人を越えており、働く人たちのメンタルヘルス不調の予防とともに自殺の予防は共に重要な課題となっています。自殺者の約70％は、自殺前にうつ病の症状で抑うつ気分を体験していると言われています。また、自殺者の50％以上は自殺の1ヵ月以内に、何らかの身体症状により医療機関を受診していると言われています。うつ病と診断された場合には、たとえ軽症であっても自殺の予防が必要です。それは、うつ病の症状として、物事に対する捉え方（認知）の偏りが見られ、本当は自殺するほど深刻な事態ではないのに、極端に深刻に捉えるという特徴があるからです。そこで、自殺の予兆を疑うサインを以下にあげますので、注意をしてください。

自殺の危険性を考えるチェックリスト
a.「死にたい」「生きていても意味がない」「このまま目が醒めなければいいのに」などど、自殺をほのめかす。
b. 強い焦燥感がつづき、イライラして落ち着かない。
c. 急に落ち着いてきて、大切なものを人にあげたり、自分の人生をまとめるような書き物をする。
d. 長期の不眠の訴えが続いたり、身体症状に対して「これは重大な病気だ」と強く嘆く。
e. 最近、家族や親しい人の葬儀があって、一段落した。
f. 自責の念が強くなり、「申し訳ない、自分は治らない、どうにもなら

ない」などと訴える。
g. 医師から止められているのに、飲酒量が増えてアルコールに依存する。
h. 仕事や経済的な問題について強く悲観する。

第2節
アルコール依存症

1 アルコール依存症とは何か

　アルコールや薬物など、ある種の薬物や物質を連用し、その摂取を急激に中断すると離脱症状が現れる状況を「依存」といいます。なかでもアルコール依存症とは、「常習飲酒の結果、自らの飲酒行動をコントロールできなくなった状態」、すなわち、常にお酒を飲まないといられない状態であり、健康管理のための休肝日を設けることもできない多量飲酒、常用飲酒状態です。そして、病的な大量のアルコール飲用の結果、耐性の形成とともに精神的依存(アルコール探索行動)、身体依存(断酒下における離脱症状の出現)が見られます。

　アルコール依存による離脱症状の代表例としては、多くの場合、断酒してから1～3日目から手指の震え、不眠や焦燥感が現れ、頻脈や発汗などの自律神経症状が現れます。アルコール依存症の有病率は国によって大きく異なりますが、日本では約240万人強が存在しているといわれています。

アルコールは身近な依存物質であり、ストレスを緩和するために一時的にアルコールに頼ることは日常的にあることですが、依存症になると肝障害、消化性潰瘍、末梢神経炎、心筋障害、糖尿病などの身体合併症を持つばかりではなく、家庭生活や職業生活などの社会活動に重大な支障が出てくることが多くなります。

2 アルコール依存症の治療

アルコール依存の治療は困難なことが多く、何よりもまず本人自身の治療意欲の強化が必要不可欠です。治療の最初のステップとして、断酒をすることであり、加えて十分な栄養をとること、現実検討力の促進など一般的なケアが必要になります。

長期目標としては断酒の方が節酒よりも現実的であり、再発の予防としては、抗酒剤、趣味を拡げる、集団での精神療法、家族の協力などがあげられます。アルコール依存患者同士の断酒会や自助グループへの参加を促し、本人や家族はもとより地域ぐるみで治療していくことも必要です。アルコール依存症であるにもかかわらず治療を受けない場合には、死亡率も高くなります。治療を受けた後、再びコントロールして適度に飲酒することはできないため、アルコール依存症患者は、生涯にわたり断酒することが必要となります。

第3節
心身症

1 心身症とは何か

　朝、出勤しようとすると腹痛や下痢がおこり、なかなかスムーズに家を出られない、通勤電車の中でも腹痛がおきて、途中下車をしてしまう（過敏性腸症候群）ことなどはよくあることです。こうした身体の病気の中でも、その発生や経過に心理社会的な要因（ストレス）が関わるような病態を「心身症」と呼びます。

　つまり、心身症とは身体疾患の中で、その発症や経過に心理社会的因子が密接に関与して、器質的、機能的な障害が認められる「病態」のことを言います。すなわち、心身症は疾患名ではなく、病態を表すものであり、言い換えれば多様な「ストレスから生じた身体的な症状」をいいます。したがって、心身症は一般的に思春期、青年期には機能障害（偏頭痛、過敏性腸症候群など）としての心身症、また、その後の成人期、中年期、老年期になるにつれ、器質的障害（消化性潰瘍など）としての心身症が増加する傾向があります。

心身症の種類には、環境因子による心身症と心理的な歪みによる心身症の二つがあります。代表的な心身症には、高血圧症、胃潰瘍、緊張型頭痛、気管支喘息、消化性潰瘍、自律神経失調症などがあります。

2 心身症になりやすい人の特性

(1) 心身症になりやすい人は、次のような傾向がみられます

　細かいことを過剰に気にする傾向があり、その問題をひとりで抱えていつまでもくよくよ悩む傾向があり、割り切って考える、上手にあきらめることなどが苦手な傾向があります。これは、創造力が貧困で心理的な葛藤を言語化することが困難であることを意味しています。「今、自分がどのような感情であるか」に気づきにくく、それを周囲に上手に表現することができない傾向があります。そのため、例えば、次から次へと仕事を与えられても、断れずに仕事を抱え込む傾向があります。「疲れているので、もう無理だ、断りたい」ということに気づかず、ストップがかけられずに過剰適応し、次第にストレスから身体症状を表すようになります。こうした過剰適応からうつ病へと移行することもあります。

第4節
パニック障害

　不安障害の一種で、何らかの周囲の状況に限定されず、予期しない状況で、心理的恐れとは無関係に突然不安が出現するものを不安障害といいます。不安障害の中では、パニック障害は代表的なものです。

　症状としては、パニック発作があり、発作が起きると動悸、胸痛、窒息感、めまい、非現実感（現実感の喪失）が突然起きます。こうした発作は、通常数分間しか続きませんが、発作時には、「これで死んでしまうのではないか」という死の恐怖、発狂への恐怖などが起きます。また、発作が起きるのではないか、と自分から先立って不安になる「予期不安」が二次的に生じる場合があります。パニック発作時に心臓が止まって死んでしまうのではないかという強い恐怖を抱くことが多く、従来は心臓神経症などと呼ばれていたほどです。

　この他に、パニック障害に関係したものとして、過呼吸症候群（呼吸が苦しくなり、心悸亢進、四肢の痺れ、全身けいれん、筋硬直がおきる）があります。パニック障害には抑うつ状態が伴うこともあり、したがって、パニック発作には抗うつ薬が効果的であるとされています。

第5節
統合失調症

1 統合失調症とは何か

　統合失調症は、精神科領域の代表的な疾患で、多彩で特異な病態を示します。そして、罹患すると、慢性の経過をたどるようになることがあります。統合失調症は以前は、精神分裂病と言われていましたが、「精神分裂」という表現が誤解を受けることからその名称が統合失調症に変更になりました。統合失調症は、100人に1人程度に発症し、最も発症しやすいのは、若い青年期で、成人期の25歳以降の発症はまれです。統合失調症の原因はまだ不明ですが、遺伝、性格、環境、ストレス、ホルモンなどの要因が複合的に関係していると考えられています。

2 統合失調症の症状

　新入社員研修期間中に不慣れなストレスから、統合失調症が顕在化することがあります。こうした人は、学生時代からすでに統合失調症を発

症していたものの、見逃されて社会人になった人と考えられます。入社し、集団性や社会性が求められるような場面に遭遇してストレスが加わり、潜在化していた統合失調症が顕在化したと推察されます。

初期には、幻聴（何か、声・音が聞こえる）や被害妄想（自分が被害をこうむっている）が出てくることがあります。自分が人と違い何かおかしい、病気であるという認識、すなわち「病識」が希薄なことがあり、そのため、自分に求められている現実状況の把握が不適切であり、環境への適応が困難になります。生活の規則正しさ、対人関係の維持、服装、身だしなみなど身の回りの管理などに問題を生じるようになり、適正な職務遂行が次第に困難になります。

3 統合失調症の治療

統合失調症の治療は、原則としてその病気の初期か、落ち着いている時期かなど、病気に応じた対応が必要です。特に急性期には、精神科における薬物療法が中心となります。幻覚や妄想に作用する抗精神薬などを投与されることにより、次第に落ち着き症状は薬物効果によって次第に改善されます。

さらに、薬物療法により落ち着いてきた時点で、社会参加、社会復帰を目指したさまざまなリハビリテーションが行われます。精神科のデイケア、小規模作業所、社会生活技能訓練などを、その人の症状や障害レベルに合わせて選択していきます。

4 職場での対応と課題

特に、職場復帰の場合には、職場でどのような場面で困難を感じるのかを想定して、その対応法を学び、徐々に訓練していくことが大切です。こうした職場復帰にあたっては、病状のみならず、職場の対人関係や仕

事に関わる生活習慣の問題にも気を配ることが必要になります。

　職場で問題が生じた時の原則的な対応方法としては、もし本人に不適切な対応やそのような問題場面があった時に、その都度、具体的に指導することが必要です。叱っても無意味ですし、「自分で考えなさい」という指導も適切ではありません。一緒に考えながら行動し、うまく対応ができるように、訓練することが欠かせないでしょう。

　もし、職場で被害的な言動が顕在化した場合には、彼等を論理的に説得することは難しいので、真っ向から否定はせずに、受け流し（被害について詳しく聞かない）、その辛さに共感する姿勢が基本となります。

　また、病識を欠いている時には、治療の継続や規則正しい服薬のチェック、生活全般にわたるアドバイスなども、家族や主治医とうまく連携しながら対応していくことが必要です。

第6節
発達障害──アスペルガー障害

1 アスペルガー障害とは

　アスペルガー障害は、高機能自閉症とともに広汎性発達障害のひとつと言われています。広汎性発達障害とは、発達障害の一種で脳の一部の機能障害であり、コミュニケーションが苦手で、対人関係がうまくむすべないなど、社会性に問題が生じる症候群のことを示します。知的な問題はなく、むしろ高学歴で知的、優秀な印象を与えるため、やや変わっている印象はあっても、短い時間に行われる入社試験の面接では障害の有無の判断がつかないことがあります。

　症状としては、非言語的・情緒的コミュニケーションがうまくとれないこと、社会性の欠如などから社会生活や職場環境への不適応が認められます。すなわち、アスペルガー障害の人のコミュニケーションや対人関係の問題としては、特に非言語的コミュニケーション（顔の表情、態度、言い方、雰囲気など言葉以外のコミュニケーション）や情緒的なコミュニケーション（相手の情緒表現を正しく理解する）が十分に発達し

ていないため相手の気持ちやその場の雰囲気を正しく理解せず、相手を不快にさせるような不適切で大人としての常識や配慮を欠いた言動をすることです。

そのため、基本的な対人関係や信頼関係の構築が困難となり、職場の中で無用な対人トラブルや職場不適応をおこすようになります。彼らは、偏った興味関心からひとつの物事に対し、こだわりが強い傾向があり、関心のあることには過度に熱中し集中する強迫的な行動があることに特徴があります。また、同じ発達障害である注意欠陥多動性障害（ADHD）、学習障害（LD）などを合わせ持っている場合もあります。

2 職場での対応と課題

アスペルガー障害をもつ人は、特定の分野に関して他の人達よりも優れた高い能力をもっていることがあり、こうした高い能力を活かせる職場、業務を担当することが可能な場合や、社会性をそれほど求められない職場環境の場合には、障害に気づかれないまま職場適応が可能なこともあります。しかし、ほとんどの職場や仕事においては社会性が求められるため、その言動から問題がおきる場合が多いでしょう。

アスペルガー障害に対しては、周囲の理解と適切な対応が重要です。例えば、仕事上苦手な状況に遭遇した時に、パニックに陥らないように、自分自身を落ち着かせる工夫をさせることや、周囲がそれを補助するような対応をして支援をおこなう必要があります。

仕事や状況に合わせて、柔軟に行動することが難しいため、限定された定型的な役割を単独で遂行するようにしたり、状況に合わせて、常に具体的な行動に対する指示をだすような人を配置するような配慮が求められるでしょう。

アスペルガー障害が疑われるような場合には、成人の場合には特に診断が難しいため、安易な診断は避けた方がよいでしょう。その場合には、

必ず発達障害の専門医に診察をしてもらうことが欠かせません。また、こうした発達障害の人の職場での指導方法に関しては、障害者就労センターなどで相談したり、本人が直接訓練を受けること、また、ジョブコーチの派遣を依頼することも可能です。

引用・参考文献
- 上島国利・上別府圭子・平島奈津子編『精神医学の基礎知識』誠信書房、2007
- 氏原寛・成田善弘・東山紘久・亀口憲治・山中康裕編『心理臨床大辞典』培風館
- 松下正明・広瀬徹也『精神医学』南山堂、2002

第4章

早期発見・早期対応

ここでは、部下のメンタルヘルス不調の早期発見・早期対応について考えます。まず、部下の状態の変化（不調のサイン）を把握する複数の視点をもとに、自分の職場で使える視点やポイントをつかみましょう（＝早期発見）。そして、いつもの部下と違う状態に気づいたら、放っておかないで対処します。初動の段階で適切な対応をすることで、重症化・長期化を防ぐことができますので、そのポイントを確認しましょう（＝早期対応）。

第1節
「いつもの部下」と違う状態に気づく

　日ごろのマネジメントを確実に実行していくことがメンタルヘルスケアにおける「予防」につながることは、これまでに述べてきました。そして、予防の次にマネジャーとして意識すべきことは、「早期発見・早期対応」です。

　ふだんどれほど留意していても、部下は、さまざまな理由でメンタルヘルス不調を始めとする病気を発症することがあります。部下の体調が思わしくないからといって、自分が日ごろやっていること、これまでやってきたことを点検しこそすれ、間違いだったと決めつけないようにしましょう。そして、何か気になったことがあったときに、気づかなかったふり、見なかったふりをしないで、できるだけ早く適切な対処をしてください。そうすることによって、自分自身、部下、職場の他のメンバーおよびそれぞれの家族にとって、もっとも損失の少ない結果となります。

1 関心をもつこと

　まず、「早期発見」について考えます。
　第3章で、自分の健康管理についていくつかのポイントを確認しました。そのポイントを部下のケアに転用していきます。すなわち、「『いつもの部下』と違う状態に気づく」ということであり、そのキーワードはこれまでも何度も出てきた「変化」「違い」です。
　最近は、職場で部下と直接顔を合わせる時間が少なく、日常的な場面で、「いつも・ふだん」の様子を知る機会が少なくなっているという話をよく聞きます。しかし、自分が部下のことに関心をもっていれば、部下の「ふだん・いつも」がわかるポイントはあります。

2 「闇夜の希望（やみよのきぼう）」

　職場で部下と顔を合わせる時間が少ないなかで、部下の「ふだん・いつも」と違う状態・状況、様子に気づくポイントは、部下の雰囲気や落ち込んでいそう・元気そうという気持ちや感覚的なことだけでなく、客観的にわかること、何かの折に具体的に知ることができる事象、外側から見て気づきやすい事象です。
　私たちは、各事象の頭文字をとって「闇夜の希望（やみよのきぼう）」と呼んでいます［表4参照］。
　ここで大事なことは「変化」「違い」に着目するということです。事のよしあしや軽重といった価値判断はせずに、「いつも・ふだん」と違っていればアラームを鳴らすようにしてください。価値判断はあくまで自分の基準枠によるもので、部下の状態・状況、様子を正しく把握する際に邪魔になることもあるので注意してください。

A.〔や〕→(突然に)「**辞めたい**」と言い出す

　これまでに変わったそぶりも見せなかった部下が、突然、辞めたいと言い出したら、あなたはどう思いますか？　驚き、不安、納得、あきらめ、がっかり、悲しい、うれしい、怒り、安心など、その状況や相手によって生じる気持ちはさまざまでしょう。いずれにしても、その場で簡単に了承せずに、「辞めたい」と考えた理由や背景を聞いてください。間違っても、「あなたの人生だから」と、安易にケリをつけないでください。

　すでに転職先を決めていたり、就職活動を始めていたり、あるいは、別の具体的な事情があるといった理由がある場合は、本人の人生は本人が決めるという考え方もありうるでしょう。しかし、あまりに唐突な申し出の場合は、背景に職場の問題が隠れていることもあるので、ゆっくり話を聞いておきたいものです。

　一方で、自分が職場のメンバーに迷惑をかける、自分は役に立っていないからいないほうがマシ、先のことは考えられない、とにかく休みたいといった理由、あるいは、とくに理由が見当たらないときは、本人の

表4 ■「闇夜の希望」

	頭文字	視点
A.	や	(突然に)「辞めたい」と言い出す
B.	み	①ミスが増える ②身だしなみが変わる(乱れる、汚れるなどの変化／化粧のしかたの変化／身だしなみの好みの変化)
C.	よ	弱音を吐く(泣く／涙を流す)
D.	の	①能率が下がる ②納期遅れを発生させる ③飲みすぎる・食べすぎる(酒・タバコ・お菓子などの嗜好品、栄養ドリンクなど)
E.	き	①勤怠が不安定になる(休暇・欠勤、遅刻・早退の増) ②記憶力が低下する(物忘れ)
F.	ぼう	①暴力をふるう／暴言を吐く／暴走する(ケガの増) ②傍観してしまう(どうでもいいと思ってしまう)

辞めたいという発言の背景にメンタルヘルス不調がある可能性もあります。自分が役に立たない、周囲に迷惑をかける、申し訳ないといった罪悪感や自責の念といった感情は、多少は事実から生じる部分があるにしても、メンタルヘルス不調の症状としての感情であることも少なくありません。退職というさらに大きな変化を体験することで、本人の不調症状が悪化することもありえますので要注意です。

B. ［み］→①ミスが増える

疲労が蓄積すると、判断力や集中力が落ち、それが業務上のミスとなって現れます。これまでそれほどミスをしなかった人のミスの頻度が増えること、その人らしくないミスが増えること、あるいは、これまではほとんどなかった（少なかった）お客さまや他部門からクレームが多くなることもサインの1つです。ミスの頻度が増えたり、範囲が広がったり、程度が大きくなるといった変化がポイントになるでしょう。

深刻なミスだけに気を取られないでください。ある程度のレベルの仕事ぶりを見せていた人のケアレスミスが増えることもサインの1つです。ストレスの強さとパフォーマンスの程度の関係を調べると、ストレスが強すぎるときだけでなく、弱すぎるときもパフォーマンスの程度は下がることがわかっています。また、ミスだけでなく、ヒヤリハット★やちょっとした事故やケガが増えることにも留意してください。

②身だしなみが変わる（乱れる、汚れるなどの変化／化粧のしかたの変化／身だしなみの好みの変化）

これまでは身ぎれいにしていた人が身なりに気を配ることができなくなると、毎朝の洗顔や歯磨き、髭剃り、化粧といった身だしなみが乱れてきたり、洋服の首まわりや袖の部分が汚れていても気にならなくなっ

★──ヒヤリとしたりハッとしたりする、重大な災害や事故に至らないものの危うく大災害・大事故になりかねない突発的な事象やミスのことをいいます。1件の重大な事故・災害の背景には、29件の軽微な事故・災害があり、さらに300件のヒヤリハットがあるという法則が導き出されています（ハインリッヒの法則）。

たりします。ときには、入浴しなくても気にならなくなることもあります。見た目の変化、においの変化といったことも気づきの手がかりになります。

　乱れる、汚れるといった変わり方だけではなく、洋服の趣味の内容や化粧のしかたが変わるといったことにも留意してください。

C.〔よ〕→弱音を吐く（泣く／涙を流す）

　部下が上司に気楽に弱音を吐ける関係、ものを言いやすい雰囲気がある職場は、ストレスとうまくつきあうことができている職場だといえそうです。吐き出すことでよい効果があります。コラム「話すことが有効な理由」を参照してください。しかし、吐き出した後も沈んだままの時

コラム❷

話すことが有効な理由
カタルシス効果

　「カタルシス」とは、ギリシャ語で「浄化」とか「解放」という意味で、人に話すことが有効だといわれるゆえんは、このカタルシス効果にあります。自分の内に漠然と存在する問題を相手が理解できるように言語化し、顕在化させるというプロセスにおいて、混沌としていた状態のものが、ある程度、明確化され、手のつけようの無かった状態から、自分が解き放たれるという効果があるのです。ですから、何か良いアドバイスを得たいという場合だけでなく、混乱している自分の考えをまとめたいという時にも有効です。

　人に相談しないという人は、その理由を「人に相談したところで、結局は自分で解決するしかないのだから、意味がない」と言います。確かに自分の問題は、自分にしかわからず、所詮、自分で解決するしかないのですが、自分だけで抱えていることによって、問題が見えにくくなり、長期間に渡ってその問題に縛られるというデメリットがあるのです。また、抱えている問題や悩みを言葉にして自分の外に出さないことで、抑圧されたその気持ちや、未解決なことに対する不安感が、外へ出ようとして、身体に現れる場合があります。（身体表現性障害、転換性障害、心身症など）。どうせ、いつかは自分自身で解決しなければならない問題なのであれば、問題を明確化し、自分の心身を浄化・解放してから立ち向かった方がはるかに効果的ではないでしょうか。

間が長引いていたり、ふだんはそれほど弱音を吐かない人が「もうできません」「どうでもいい」「もうダメだ」「私はなんの役にも立っていない」といったことを言うときは、重要なサインとして受け止めたいところです。

　また、職場の人目につく場所で泣いている人を見かけたら要注意です。男女を問わず、いろんな思いがこみ上げてきて涙があふれてくる、ないしは、あふれそうになることもあるでしょうが、そんなとき、私たちは、あまり人目につかないところに行くのではないでしょうか。人目があるにしても、今、目の前で話をしている相手がいるくらい、という場がせいぜいでしょう。多くの人がいるところ、多くの人が出入りするところで涙を流すのは、よほどのことであり、気持ちのコントロールがしづらくなっている状態だと捉えることもできます。

D.〔の〕→①能率が下がる

　能率という見えづらいものに関する判断の基準はいくつかあります。たとえば、時間外労働の時間数の変化、仕事の割り振りをするときの所要時間の予測と実際の差の変化などです。

　時間外労働の時間数の変化は、月次の勤怠表★などの承認業務を通して把握することができます。また、ある仕事の妥当な所要時間は、状況などによる幅はあるものの、仕事の内容と量、担当する人の知識・スキル・知恵などの程度の組み合わせによってある程度想定されるものであり、それを大幅に超えたり、そのときどきによって違いすぎたりする状況は、報告・連絡などのプロセスで把握することができます。「時間」に急な変化がみられる場合、本人のメンタルヘルス不調などをはじめ、背景に何か理由が隠れていることがあります。

★──勤怠表とは、従業員の会社への出勤状況（遅刻・早退、欠勤・所定の休暇取得、外出、時間外労働などの状況）を記録したものをいいます。記録のしかたや集計のしかたなどは事業場の考え方や従業員の働き方によって異なりますが、多くの場合、給与や賞与の計算は勤怠表をもとに行われるため、勤怠表の集計日に合わせて、上長が部下の勤怠表の確認・承認をするなどの所定の手続きがとられます。

ただし、職場によっては、定時後も残って仕事をするのが当たり前という雰囲気、上司が帰らないと帰ることができないといった雰囲気があるところがあります。また、人によっては、集中して仕事ができるのが定時後や休日だから時間外労働するのが好都合、○○円程度の残業代をもらうのが生活費の前提になっているといった場合もあるでしょう。こういった場合は、「所要時間」から能率を推し量ることが難しくなります。この観点を有効に活用するためには、日々のマネジメントを確実に実践していることが必要になります。

②納期遅れを発生させる

ゆとりのある納期が設定されることは珍しく、スピーディに仕事に取り組まないと納期に間に合わないことのほうが多いのではないでしょうか。そういう厳しい条件下においても、それぞれが決められた納期を約束事として守るべく、日々の業務に取り組んでいます。しかし、すべてが予定どおりに進まないということは世の常であり、さまざまな事情により、決められた納期を守れない事態も生じます。また、スケジューリングが甘い場合は、結果として納期遅れにつながることも多いです。

とはいえ、これまでそうではなかった人が、頻繁に納期遅れを発生させるようになった、納期遅れの理由が説明できないことが多くなった、周囲への影響度の大きい業務において納期遅れを発生させるようになったなどといった変化がみられたときは要注意です。

③飲み過ぎる・食べ過ぎる

（酒・タバコ・お菓子などの嗜好品、栄養ドリンクなど）

飲食の量や好みは個人差が多くみられるものですので、なかなか口をはさみづらい領域かもしれません。しかし、以前に比べて飲む量が増えた・減ったといった、食べる量が増えた・減ったといった量の変化は、活用できるサインの1つです。飲食の量が増えたり減ったりすると、結果として体重の増減として現れてくることもありますので、体重や体形の変化も外側から見えやすい変化といえます。

飲み過ぎという点では、栄養ドリンクの飲み方も着目点です。それぞれに使用上の注意や用法・用量が定められています。それを大幅に超えた飲み方をするようになった場合、自覚の程度は別にして、本人の疲労感が強まっている可能性があります。

E.〔き〕→①勤怠が不安定になる（休暇・欠勤、遅刻・早退の増）

　年次有給休暇など、会社によって休暇・遅早退の種類や取り方などが定められています。本人の都合などにより取得してもよい休暇・遅早退として与えられているものですが、人によって取り方や取得数の特徴があるでしょう。そういった特徴にみられる変化もサインです。その背景に生活状況の変化や心身の状態の変化があることもあります。計画的な休暇や遅早退ではなく、突発的なものが増えてきたとき、また、その理由が体調不良であったり、あいまいなものであったりするときは、気にかけたいところです。

　一方、フレックスタイム制、裁量労働制など、就業形態が多様化していて、定められた出社時間、退社時間で把握しづらくなっている状況もあります。そのような場合は、部下個人、ないしは同じ就業形態のメンバー全体の平均的な出社時間、退社時間などを1つの基準に観察することもできます。

②記憶力が低下する（物忘れ）

　縦軸に記憶率（忘却率）、横軸に時間を取ってグラフ化された忘却曲線★で説明されているように、人間は忘れる動物です［表5参照］。です

★──ドイツの心理学者エビングハウスが、子音・母音・子音の意味のない3文字（XAL、BEJ、FIDなど）を暗記して、時間の経過と覚えている程度の関係を調べ、その結果を示したグラフをいいます（エビングハウスの忘却曲線）。記憶量は、1時間後に覚えたことの半分以下、1日後には4分の1程度になっています。これは無意味な3文字を使った実験ですが、意味のあるもの、体系だったものについては、忘れ方がやや緩やかになります。

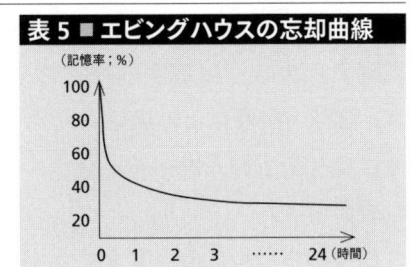

表5 ■ エビングハウスの忘却曲線
（記憶率；%）

から、私たちは忘れてはいけないものはメモをするなど、忘れないための工夫をします。しかし、ときには、忘れないための工夫すらできない状態になることもあります。また、ストレスの影響の1つとして、記憶をつかさどる海馬の働きが低下していることも考えられます。

　たとえば、部下が指示されたことをすっかり忘れ、周囲の人に指摘されるまで思い出すこともなく、業務に穴があくようなことがちょくちょく生じるといったこともあります。このように部下に物忘れがひどくなっている様子がうかがえ、そのために業務上の支障が生じるまでになっているときは、本人からの報告、また、仮に本人からの報告が滞ったとしても周囲からのクレームなどを通して把握することができるでしょう。

　物忘れは、年齢のせい、老化現象の1つとして捉えられることが少なくなく、放置されがちですので、留意してください。

F.〔ぼう〕→①暴力をふるう／暴言を吐く／暴走する（ケガの増）

　暴力や暴言は、その程度や結果によっては刑事事件の対象になります。職場で腹立たしいことや納得できないことなどがあっても、それを暴力や暴言で解決できると考える人は多くないでしょう。そういう場で、意に反して暴力をふるってしまう、暴言を吐いてしまうことが増えてきた人がいるときは、要注意です。

　変化の視点でみることも重要ですが、ふだんから乱暴な物言いや振る舞いの多い人がいたときに、「そういうヤツだから、こういうキャラだから」とレッテル貼りをして見て見ぬふりをしないでください。職場の雰囲気に大きく影響する物言いや振る舞いをしている人がいる場合には、注意・指導などの適切な対処をします。なお、周囲にそのターゲットになりやすい人がいる可能性がありますので、その人々へのフォローも必要です。

　また、ふだんはおとなしい人が、自動車やオートバイや自転車などに

乗ったときに、スピードを出しすぎたり、乱暴な運転をしたりするようなことがあります。自分だけでなく、周囲の人を危険にさらしますので注意が必要です。

②傍観してしまう（どうでもいいと思ってしまう）

　自分の問題として捉え、対応しなければならない状況で、傍観者のような、第三者的対応をしてしまうことが増えるといったことも、サインの1つです。結果として、業務上だけでなく、人間関係や家庭生活にも支障が出ていることもあります。その部下が単に無責任だということではなく、やらなければならないと頭ではわかっていてもやれないといった状態、いわば思考停止状態になっている可能性もあります。

　これらの「闇夜の希望」の内容は内面の変化というよりも、外側からキャッチできる、見えやすい「変化」「違い」であり、サインです。また、いずれも業務上に支障として現れているものか、なんらかの影響を及ぼしている可能性のあるものばかりです。つまり、誰かが職場で発見しうるもの、少なくともマネジャーがマネジメントを確実に実践していれば把握し得るものなのです。

　くり返しますが、本人の状態が病気かどうかという視点ではなく、業務上への支障が生じているかどうか、それらがどの程度生じているのかという視点で捉えてください。

3 「変化」の時期は要注意

　「いつもの部下」と違う状態に気づくという観点で、客観的なポイントを確認してきました。とはいえ、年がら年中、部下のことに気を配ってはいられない状況もあります。それでも、少なくとも「変化の時期」には、ふだんよりほんの少し意識して部下の様子に目を向けてください。仕事内容・範囲・量が変わるとき、役割が変わるとき、チーム編成が変わる

とき、季節の変わり目、大小に関わらず失敗をしたとき、引越や結婚・出産などで生活のリズムが変わるとき、身近な人が亡くなったり病気をしたりしたときなどです。

　まさに変化の真っ只中の時期、そして、それらのできごとが一段落したときや変化が落ち着きかけたときなどは、いろんなサインが出やすい時期です。変化しているのですから、その影響として心身にさまざまなサインが出るのは自然の反応ですが、その反応が強く出すぎていたり、長引きすぎたりしている場合は要注意と考えてください。

　このように、早期発見のための視点は数多くあります。今挙げたもの以外にも、各人の視点、職場状況に応じた有効なものが多々あるでしょうから、自分が使いやすい視点をピックアップしておくことで、よりマネジメントがしやすくなり、ひいては、メンタルヘルス不調の予防および早期発見がしやすくなります。

第2節
「いつもの部下」と違う状態に気づいた後の対応

1 声かけと確認

(1) こんな場面でどうしますか？
❶ある場面で

次に大事なことは、気づいた後にどうするか、です。

場面➡

これまではだいたい始業の30分ほど前には出社していた部下のAさんが、2ヶ月ほど前から始業ギリギリに出社するようになり、1ヶ月ほど前から始業時間を過ぎてから出社することが多くなった、ということに、マネジャーのあなたが気づきました。

この場面で、ア〜カの選択肢のうち、あなたはどんな行動をとりますか？ この後、それぞれの選択肢について検討しますので、その前に考えてみてください。

選択肢➡

ア．多少の遅刻は大目にみる

イ．気にはなるが、とりたてて何もせずに様子をみる
ウ．最近遅刻が多いのでもう少し早く来なさい、と注意する
エ．最近遅刻が多いがどうしたの？　と尋ねる
オ．よくわからないので、本人と仲のよさそうな別の部下に本人の様子
　　をさぐらせる
カ．業務量が多いかもしれないので、減らす

❷気づいたら、まず声かけ　〜確認

　ここで望ましいのは「エ．最近遅刻が多いがどうしたの？　と尋ねる」ことです。

　始業時間の間際に出社することが多かったり、もともと遅刻の多い人に対しては、遅刻をしないように指導する必要がありますが、Aさんはもともと始業の30分前には出社していた人です。そういう習慣のあった人が、急に遅刻が多くなるというのは何らかの事情がありそうです。声かけをして、本人の事情や状況を確認する必要があります。どういう事情があるのかわからないうちは、聞き方にも工夫が必要です。

　「ア．多少の遅刻は大目にみる」に関しては、何分まで大目にみるのか、何回まで大目にみるのかといった基準があいまいになりやすく、相手によって対処がブレる可能性が高くなるので、不公平感の元になりやすいといえます。

　「イ．気にはなるが、とりたてて何もせずに様子をみる」は、よくあるパターンです。もう少しひどくなるまで、もう少し目立つようになるまで様子をみる、時には本人の主体性に任せるといった言い分で、何もしないこともあります。そうした時に何らかの働きかけをしたうえで様子をみるならば、その様子をみている間は意味があるといえますが、具体的には何もせずに様子をみるというのは、放置するのと同じ意味だと捉えてください。

　「ウ．最近遅刻が多いのでもう少し早く来なさい、と注意する」は、1

つの具体的な行動をとっているという意味では、まだマシな行動といえます。その後のAさんの反応や態度、行動などに注意を払い、様子がおかしければ、次の行動をとる必要があります。

「オ．よくわからないので、本人と仲のよさそうな別の部下に本人の様子をさぐらせる」については、本人へのマネジャーの関わり方がカギになってくるでしょう。何かを判断するためにも、情報は必要であり、さまざまな観点での情報を得るにこしたことはありません。しかし、本人から直接聴く、本人に確認することなしに、妥当な判断はできません。また、本人に何も知られずに様子を探ることは難しく、いずれ、なんらかの形で本人に知られる可能性が高くなります。自分が知らないところで何かが行われていたと知ったとき不信感や怒りが生じ、職場の人間関係や友人関係の悪化も予想されます。

「カ．業務量が多いかもしれないので、減らす」ことを、本人ときちんと話し合うことなく、マネジャーとして「よかれ……」と思って決めたことであれば、まずは、本人と話し合うところから始めてはいかがでしょうか。「始業時間を過ぎてから出社することが多くなった」背景にある理由として「業務量が多いかもしれない」というのは１つの仮説です。しかし、未確認のままでは推測にすぎません。マネジメントにおいて「かもしれない」という程度の勝手な推測で、業務量を減らすでしょうか？

通常ならばやらないことをやるには、それなりの理由が必要となります。もちろん、マネジャーが「よかれ……」と思ってやっていることは、本人のため、職場のためと思ってやっていることなのはよくわかります。しかし、事態が悪化、長期化している多くのケースで、この「よかれ……」があることも事実なのです。なお、本人とも共有したなかでの意思決定であれば、それは１つの有力な選択肢となります。

何らかの「変化」「違い」に気づいたら、放置せずに、本人に声をかけ、話を聴くなどして、実際の状態を確認してください。なお、本人の容姿

に関して言及する場合は、配慮が必要です。

❸声かけのしかた

　どういうタイミングで声かけをしたらよいのか、声かけしたとして部下は本当のことを言ってくれるのだろうか、自分に解決しきれない問題が背景にあったらどうしようかなどといった、たくさんの疑問や不安が出てくるかもしれません。とはいえ、せっかくサインをキャッチしたのですから、機会を逃さずに、最初の一手を打ちたいものです。

a. 声かけのきっかけ

　ふだんの会話のなかでタイミングのよいときに、気になっていることを本人に伝えることができることが望ましいです。さらに、次のような機会があります。

ア. 何かしらのサインに気づいたそのとき

　1つの好機です。「おや？」「あれっ！」と思ったそのとき、そうキャッチした事実として相手に伝えることは有効な方法です。

イ. 日々の挨拶のとき

　出会ったとき、外出から帰ったとき、会議などから戻ってきたときなど、挨拶をする機会はたくさんあります。挨拶をするときにプラスαとして、気になっていることを相手に伝えることができます。

　ところで、皆さんは、挨拶を交わすときに、自分がやっていることを瞬間的であっても一休みして、相手のほうに視線を向けているでしょうか。まさかとは思いますが、相手に一瞥もくれずに返事もどきの声だけ出していないでしょうか。ましてや、相手の挨拶に返事もしないということなどないでしょうか。今一度、振り返ってみてください。

　あまり調子がよくないときは、どちらかというと物事をネガティブに受け取りがちです。皆さんはどんなに手を離せない状態に置かれていても、またそれほど他意がなかったとしても、部下の側からすれば、自分

が挨拶をしたのにこちらを向いてもくれなかった場合、自分は上司に嫌われているのだ、こんな自分はやっぱり迷惑な存在なのだなどと思ってしまう可能性もあるのです。

ウ．仕事の報告・連絡・相談の機会

　皆さんが気づいたさまざまなサインは部下の仕事面に現れているものです。仕事の報告・連絡・相談の機会を逃す手はありません。そんなとき業務上の指示をするだけではもったいないです。これらの機会を活用するだけで、皆さんの懸念を本人に「伝える」機会はかなり増えるでしょう。

エ．人事評価のフィードバックなどの人事制度上の機会

　周囲の目が気になる、話しかけることで相手に警戒心を持たせてしまう、といった理由で話しかけるのをためらう人は、年に何度か設けられる人事制度上の機会を活用することができます。しかし、制度上の機会ですので、そもそもその頻度自体が少なく、タイミングが合わない、対応が後手になってしまうおそれがあることに留意してください。

b. 場所

　一般に、静かに話ができる場所が望ましいですが、それも相手の気持ちや事情にもよるでしょう。静かな個室だと逆に気持ちが落ち着かないということもあり得ます。少なくとも、話し声が周囲の人に聞かれやすい場や状況は避けた方がよいでしょう。また、職場の自席に呼びつけて問いただすようなことや、通路などで大声で呼びかけて勝手に話し始めるといったことも、相手にとっては大きな負担になると思われます。

c. プライバシーへの配慮

　インターネットの普及を背景に個人情報の保護に関する法律（個人情報保護法）が2005年に施行されたことも影響し、近年プライバシーに関する意識が高まってきました。それ以前から、プライバシーを守る権

利は、基本的人権として、憲法でもいくつもの条文の中にその考え方が示されている私たちの権利です。

　また、公務員、医師、弁護士など、ある一定の職業に就いている人には、業務上・職務上知りえた秘密を守る義務である「守秘義務」を課されていますので、正当な理由なく業務上・職務上知りえた秘密を漏らすと処罰の対象になります。企業でも、就業規則の服務規律・規程として、従業員に対して機密保持、会社にとって不利益となる情報の漏洩禁止などを課しているところは多くあります。

　とくに健康に関する情報は、私たちにとって機微な情報に分類されますので、取扱いには、十分に気をつける必要があります。

　そういった法的な観点で留意すべきこともありますが、そもそも相手が話しやすい場をつくるためには何が必要か、いかに信頼関係を保つかという観点で考えることがスタート地点です。自分にとって大事なことや言いづらいことを、この人には話せると思って話したにも関わらず、簡単に周囲に漏れるようなことがあると、安心して話すことができなくなり、信頼関係も崩れてしまいます。

　一方で、事業主や職場のマネジャーには安全配慮義務が課されています。2008年には、労働契約法に、「使用者は、労働契約に伴い、労働者がその生命、身体等の安全を確保しつつ労働することができるよう、必要な配慮をするものとする」と、安全配慮義務の考え方が明文化されました。これについては、後述します。

　守秘義務と安全配慮義務は対比して説明されることもありますが、従業員が活き活きと働くための対応を考慮する上では、両者はまさに車の両輪です。マネジャーとして部下との信頼関係を築き、保つために、部下について知り得た情報をみだりに他者に漏らすことはあってはなりません。しかし、部下本人や周囲の人たちの心身の安全や働きやすさを回復し、守るために、本人の同意を得て、必要な関係者と情報を共有し、適切な手立てを講じることは、マネジャーの役割として当然です。

d. 根気強く

　マネジャーとして部下のことが心配で、なんとか部下の支えになりたいという思いがあって、話を聴こうとしても、部下がすぐに心を開いて話をしてくれるとは限りません。問題を抱えていたり、何らかの心身の違和感を覚えていたとしても、部下は「大丈夫です」「気をつけます」「なんでもありません」「別に」といった、拒絶的な反応をみせる場合もあります。たとえ相手の真意がどうであっても、拒絶的な態度を取られたように感じると、その次の声かけがしづらくなったり、さらに話しかけるのがためらわれたりするかもしれません。しかし、そこで勇気を出して一歩踏み出してみましょう。

　部下について気がかりなサインをキャッチして声かけをしたとき、さきほどのような、一見拒絶的な反応であれば、ひとまずは「わかった」といって引き下がってもよいでしょう。その際、自分のなかである程度の時間を設け、さらに観察し続けることが重要です。たとえば、2週間程度の期限を設けたとして、その間に、部下について気がかりなことや何かしらのサインをキャッチすれば、また声かけをします。

　根気強く、部下に声かけしていくことで、自分が部下に関心をもっていること、心配している気持ち、自分に話を聴く心積もりがあることなどを、少しずつでも部下に伝えていくことができます。本人に対し何の働きかけもせずに様子をみているだけでは、いたずらに時間だけが過ぎ、結果として問題が複雑化・長期化する危険性が高くなってしまいます。その結果、対応策を講ずるための選択肢が少なくなってしまうということを念頭に置いてください。

e. 具体的に

　部下についてマネジャーが気づいたことを本人に伝える場合は、その内容をより具体的、客観的なものにすることが大切です。本人の雰囲気

や感じといった感覚的なもの自体は大切な要素ではありますが、その人に関する気がかりな点について根拠を挙げる場合、それらが部下の状態から把握された客観的な事象であると、より説得力が増します。また、その後、対応の仕方を検討する際にも、判断基準を設けやすくなります。

　p.101〜109で確認した「闇夜の希望」という客観的な視点も活用できます。時間、頻度、程度、内容そのものの変化という事象に基づいて、相手に声かけをします。

　p.111の「場面」に出てくるAさんの例で見てみます。「以前はだいたい始業の30分ほど前に出社していた」という事実、「2ヶ月ほど前から始業ギリギリに出社するようになった」という事実、「今は始業時間を過ぎてから出社している」という事実と、この2〜3ヶ月間の出社状況の変化が、Aさんに関する事実・事象として挙げられます。

　まず、それらを根拠にAさんに声かけすることができます。声かけした後、状況が変わらない、出社時間がさらに遅れるようになる、始業時間に間に合うように出社するようになる、別の「闇夜の希望」ポイントのサインが現れるなど、なんらかの結果（変化）がみられます。その変化の有無について、内容や程度を示しながら、声かけを継続していくのです。漠然とした感覚や印象は個人の受け取り方によって異なりますが、客観的な事象は、感覚や印象よりも受け取り方による差が出づらく、状態の確認や共有をしていくうえでは有効だといえます。

　マネジャーが部下に、客観的な事実に基づいて継続的に声かけをしていくと、両者の信頼関係の程度によっては、部下が窮屈に感じたり、監視されていると感じるかもしれません。しかし一方で、部下としても、上司が自分に関心を持ってくれている実感が沸いてきたり、徐々に信頼関係が生まれたりする効果も期待できます。部下が、この人には話してもいいかな、話してみようかなと思えるような間柄になっていくと、部下の状況や状態をより一層把握しやすくなっていきます。

　たった今からでも部下との関わり方の工夫をしていくことはできま

す。身近で気づいたところから声をかけてみてはいかがでしょうか。

(2) 部下の話を聴くこと　～傾聴
❶部下の話を聴くことの目的
　事実に基づいて、継続的に声かけをしていくことによって、自分が困っていることや直面している問題について話し始める部下もいることでしょう。ここでは、職場で、マネジャーとしての部下の話の聴き方についての確認をしたいと思います。
　「きく」を漢字で表すと、「聞く」「訊く」「聴く」の3つがあります。「聞く」は自然に耳に入ってくるといった意味合いがあり、「訊く」は尋ねる、問いただすという意味合いがあります。「聴く」は耳を傾けて聴く、積極的に聴くといった意味合いの「きく」です。漢字のパーツを分解して「耳＋目と心できく」という説明をすることもあります。なお、カウンセリングの領域では「傾聴」の考え方や姿勢、方法などを学び、いろんな形で練習を行います。
　ここで最初の確認をしたいことは、「部下の話を聴く」目的のことです。
　よく「部下の話を聴く」とは、「部下に優しく接するということか？」「部下の希望をかなえるということか？」「忙しい中、できる限り、時間をとって聴いているが、今まで以上にやらなければならないのか？」「結果的に、甘やかすことにならないのか？」などといった疑問を投げかけられることがあります。
　結論からいうと、NOです。部下の話を聴くことの目的は、3つあります。

a. 部下の業務遂行義務の履行支援
　表現は固い言い回しになっていますが、簡単に言うと、「部下にやってもらうべきこと（やってもらいたいこと）をやってもらうための支援」

ということです。マネジャーとして、自部門の課題やミッションを達成していくためには、部下にある程度の働きをしてもらう必要があります。

　まだ習熟できていない業務においては、私たちは上司や先輩に教えてもらったり、勉強したり、試行錯誤を重ねたりしながら、仕事をし、経験を積んで習熟していくことになります。その過程ではいくつものハードルがありますが、そのハードルは、乗り越えやすいものから独力では乗り越えられないものまでさまざまです。ときに、やり方や内容がわからない、やる時間がないといった理由で立ち往生してしまうこともあります。そんなときに、部下が自ら周囲に助けを求めるにこしたことはありませんが、それができない場合も多々あります。

　部下が上司や先輩に助けを求めず、独りで抱え込んでしまう状況では、疲労も相まって精神的にも追い込まれやすくなり、視野も狭まり、妥当な判断がしづらくなってきます。迷いや疑問に独りで困っているという「部下の孤独・孤立」の構図、これは悪循環の始まりです。

　声かけが1つのきっかけとなり話を聴いてもらう機会となり、周囲に自分を助けてくれる人がいると自覚することができます。周囲に助けを求めるなどして、自分の問題に適切に対処しながら業務を全うできると、業務上の知識、スキルや知恵の習得ができるようになります。それが部下がやるべきことができるようになるための一歩となるのです。

　一方、業務の細分化や専門化・高度化などが進んだことにより、今や、部下に割り振る業務の内容や方法をマネジャーがすべて把握できる時代ではなくなりました。部下の業務上の具体的な疑問や迷いにマネジャーが答えを出せなかったりすることが多くなってきたのです。そんななかで、一緒に考えたり、さまざまな知恵や経験を駆使して具体的に提案できるにこしたことはありません。しかし、部下が、業務上、迷っていること、疑問に思っていること、不安に感じていることなどに、マネジャーとして明確な回答やアイデアが出せない場合でも、部下が話したいことや伝えたいことを聴いてください。

部下としては、直接的な答えが得られなくても、話を聴いてもらうことで「部下の孤独・孤立」の構図はなくなります。「孤独・孤立」が解消・軽減でき、少しでも周囲との「つながり感」が得られることが重要です。「つながり感」は、私たちがモチベーションを得る源にもなります。そのモチベーションを土台に業務に取り組むことで、これまで立ち往生していた問題の解決に向けて新たなアイデアなどが得られる可能性も出てくるでしょう。これもまた、部下にやってもらうべきことをやってもらうための一歩となります。

b. キャリア形成支援

　学校教育の影響もあり、最近、自分のキャリア形成に強い関心をもっている人が多くなっています。自分のやりたい仕事や目指すものは何か、働きがいや生きがいをどこに求めるのか、仕事を通じてどのように成長していけるのか、逆にいえば、会社は自分の成長やキャリア形成のために何をしてくれるのか、といったことです。

　マネジャーとして、部下のキャリア形成を支援する必要があるとわかっていれば支援ができることかというと、そうでもありません。キャリア形成をどう考えるか、自分のキャリア形成で何を大事に思うかは、人それぞれだからです。

　昨今、経済情勢もあいまって、職場で働く私たちとしては、一生懸命に業務に取り組んでも、目立った"成果"をあげづらく、なかなか達成感、充実感、成長している実感を得づらい状況下にあるといえます。自分が今やっていることにどんな意味があるのか不安になったり、疑問をもちやすくなることも否めません。

　そのようなとき、ともすると仕事へのモチベーションも下がりやすくなり、仕事に気が乗らない、本気を出しづらいといったこともありえます。マネジャーとして、部下に対し、とにかく目の前のことに集中してほしいという思いがあったとしても、実際に、集中できない、手がつか

ないという事態があるのであれば、ただ「やれ」という指示は現実的ではありません。部下がそういう状態になれば、マネジャーとしては大問題です。

ア．過去展望、将来展望という考え方

1つのヒントとして、過去展望、将来展望という考え方があります。これまでにやってきたことが現在の自分につながっているということ、また、現在やっていることが将来の自分につながるということを認識すること、すなわち、自分なりに意味づけをすることが、キャリア形成においては有効といわれています。

そういった意味づけをするためには、自己理解、自分が置かれている状況の理解、周囲からの要求や期待の理解が不可欠です。その一歩としては、部下本人のなかにあるさまざまな気持ちや考えなどを話してもらいながら、そこにある今後の不安や課題などの整理をしてゆくことが大切です。そして、不足している情報を伝え、本人が今やっていることを意味づけるサポートをしてやることが有効です。

なお、マネジャーが割り振ったと思っている業務の内容と、部下が割り振られたと認識している業務内容がズレていることも頻繁にあります。意味づけする以前に、少なくとも上司として部下に期待していることをしっかりと伝え、その内容の説明をすることが必要です。ただでさえ"成果"が得づらい状況下にあるのですから、マネジャーとしては、せめて部下の話を聴くことを通して、認識のズレ幅を小さくし、部下が数少ない"成果"をあげるチャンスを少しでも現実のものにできるような工夫をしたいところです。

イ．「生活のしかた（どういう生活をしていきたいか）」というテーマ

もう1つのヒントとは、部下のキャリア形成について本人と話し合う際に、「やりたいこと」だけではなく「生活のしかた（どういう生活をしていきたいか）」をテーマにするということです。

乱暴な言い方になりますが、「やりたいこと」を、今いる職場ですぐにやれる人は多くありません。「やりたいこと」をやれるようになるために、今現在の自分の仕事を確実にこなしながら職場での信頼を得て、発言力や影響力を身につけていく過程が必要ですし、信頼や発言力、影響力といったものは一足飛びには身につかないものです。部下にそういった過程に目を向けてもらいたいときには、「何を」ではなく「どのように」といった観点から、かつ、仕事だけに焦点をあてるのではなく生活全体に視野を広げて、「生活のしかた（どういう生活をしていきたいか）」というテーマで話し合ってみることが有効です。

　たとえ上司であっても、部下の一生を背負うことなどできるはずもありませんし、いつまで上司―部下の関係でいられるかもわかりません。部下のキャリア形成を支援するということは、部下の代わりに考えたり、何かを一方的に与えたりすることではありません。部下が自分のキャリア形成を考え、主体的に行動していくための手がかりを一緒に考えたり探ったりすることなのです。そのためには、部下の考えていることや感じていること、やろうとしていることなどを聴いてやることが不可欠です。

　マネジャーとして部下のキャリア形成を支援することにより、各自のモチベーションアップが期待できます。つまり、部下にやってもらうべきこと（やってもらいたいこと）をやってもらえるようになるというわけです。

c. 部下との関係づくり

　本章の大テーマ、早期発見・早期対応のための土台が、「部下との信頼関係」です。

　「闇夜の希望」を含め、早期発見のためのさまざまなポイントをいくつかの観点から確認してきました。いずれの場合も、部下の「いつも・ふだんの状態・状況」からの「変化」「違い」に気づくことが重要であり、そ

のためには、「いつも・ふだんの状態・状況」を知っている必要があるということでした。

　相手のことを知りたいとき、いくつか方法がありますが、そのうちの1つが、相手の話を聴くという方法です。ささいなことから重要なことまで、話題はたくさんあります。詳しくは第2章を参照してください。身近なところの話題から会話をするように心がけていると、ときどき、重要な話、深刻な話や悩みや打ち明け話などを聞くこともあるでしょう。そのときに、マネジャーが部下の困りごとを解決しようとする必要はありません。

　私たちは、自分で問題を整理したり、解決の糸口を見つける力をもっています。ただし、当事者として問題の渦中にいるために、問題の糸をさらに縺れさせてしまうことも多々あります。人に話すことで、落ち着いたり、縺れていた糸を少しほぐすことができます。その結果として、解決の糸口が見えてきたり、気づいたりすることもあるのです。話を聴くことで、マネジャーができることは、問題を整理するサポートです。何かの助言をするのではなく、本人が何で困っているのか、具体的な状況はどうなのかといったことを一緒に整理するだけで、本人としては問題の解決・軽減に近づくことができるのです。

　このように部下の話を聴くことを心がけることで、部下の「いつも・ふだん」を知ることができるだけでなく、職場内の信頼関係づくりにつながります。さらに、ものを言いやすい雰囲気もできますから、何かの困りごとが生じたときや心身に違和感を覚えたときなどに、早めに周囲に助けを求めやすくなることは言うまでもありません。

　日ごろから「部下の話を聴く」ことで職場のなかに好循環が生じ、結果的にマネジャーの負担が減ることになります。部下の話を聴くことは、とりもなおさず、働きやすい職場づくりにつながっているのです。

❷話の聴き方

　話を聴くときは、部下の気持ちと状態、抱えている問題を「理解」しようとする姿勢で臨むことがスタートです。解決ではなく、あくまで、理解しようとする姿勢です。

　第2章でも確認しましたが、相手の話を聴くときのコツがいくつかありました。そのうち、態度・姿勢、伝え返すこと・修正すること、閉ざされた質問・開かれた質問について、簡単に再確認します。

a. 態度・姿勢

　部下の気持ちと状態、抱えている問題を「理解」しようとする姿勢で臨もうとしても、相手を理解することは難しいことですし、完璧に理解できることなどありえません。わからない部分があるのは当然として、それを真摯に受け止めながら、まずは、目の前の相手に関心を向けましょう。

　次に、相手が話しやすい場づくり、雰囲気づくりです。とにかく、部下のほうに顔を向けてください。何か作業をしながら人の話をしっかり聴くことなどできませんが、職場では、パソコン画面や資料のほうを見ながら、ときにはキータッチをしながら、話している部下に返事だけしているというシーンは意外に多いです。また、表情にも留意してください。真剣に聴こうとするあまり、顔がとても怖くなっていることがあります。もともとそういう顔なのだ、と開き直らずに、目元や口元をやわらかくする努力をしてみるだけで、かなり話しやすくなります。口調やトーン、ジェスチャー（腕組み・足組み、貧乏ゆすりなどはしない）も、どうすれば相手が話しやすくなるかを考えながら工夫をしてください。

　また、話を聴こうとしているのに、ついついやってしまいがちなことがあります。参考までに、挙げておきます。これらを避けることを頭の隅にいれておいてください。

ア．指示・助言（問題解決志向）
　例 ➡ 「〇〇すればいい」「AとBを迷っているのか。それなら、Aだよ」
イ．安易な激励
　例 ➡ 「がんばれ」「大丈夫、あなたならできるから」
ウ．安易な叱責
　例 ➡ 「何やってるんだ」「ダメじゃないか」
エ．価値判断・評価
　例 ➡ 「何をやらせてもできないヤツだなぁ」「〇〇には向いてないんだね」
オ．問題の軽視
　例 ➡ 「そんなこと、大したことない」「あなただけが大変なわけじゃないでしょう」
カ．自分の話へのすり替え；自分の愚痴
　例 ➡ 「私も大変なんですよ」「そんなことより、実は……」
キ．自分の話へのすり替え；経験談の披露
　例 ➡ 「私がやっていたころは……」「私はこうやって乗り切ってきたんだよ」
ク．責任逃れ
　例 ➡ 「こっちには関係ないよ」「私に言われても……」「あなたが決めなさい」
ケ．一緒に困惑
　例 ➡ 「困ったことですねぇ」「弱ったなぁ」
コ．偏見（怠けている、たるんでいる、能力がない、仮病だ、など）
　例 ➡ 「怠けてるだけなんじゃないの」「気合いを入れてやりなさい」「気持ちがたるんでいるから、身体を壊すんだよ」

　マネジャーは、ふだん、職場でスピーディに問題解決をすることが課せられていますから、問題解決をするなといわれると戸惑うこともある

かもしれません。そういうときは、「モードチェンジ」という感覚で臨むのも1つの方法です。まず、何よりも部下が抱えている問題や部下の状態や気持ちを「理解」することが重要です。理解に近づけば、部下が問題を整理し、自ら解決の糸口を見出すサポートもしやすくなります。

b. 伝え返すこと・修正すること

　一生懸命に話を聴こうとしていても、私たちには自分自身の感じ方や考え方、ものの捉え方があるため、相手が伝えたいように受け取れているかはわかりません。場合によっては、自分の受け止めたいように解釈してしまうことも多々あります。したがって、自分が受け止めている内容が、相手の伝えたい内容にどれほど合っているかについて、その都度確認すること、違っている部分については受け止めている内容を修正することが必要です。

　話を聴きながら、伝わってくる部下の気持ちや状態、状況、受け止めた内容について、「○○という感じなのですね」「○○で□□ということですね」「△△という点で困っているということですか」といった形で、相手に伝え返していきます。すると、部下は、伝え返された内容にしっくりくれば、「そうです」という反応を示すでしょう。違う部分があれば、「□□ということではなく、◇◇なのです」というふうに、さらに話をしてくれるますので、マネジャーとしては、「○○で□□ではなく、○○で◇◇ということですね」とさらに伝え返し、自分としての受け止め方を修正していきます。

　部下が話すことを、マネジャーが受け止めて伝え返し、違っている部分は修正していくという会話をくり返していくことで、部下が伝えたい内容を、マネジャーと部下の間で共有できるようになります。100%共有できることは難しいとしても、会話のなかで内容の共有部分が大きくなることが大事です。部下としても、自分の問題を話し、伝え返されたことを耳で聞き、また話すという作業をするなかで、より自分の問題の

理解を深め、混乱していたことが整理され、解決への糸口をつかみやすくなっていきます。

　また、上司が自分の話を聴いてくれた、理解しようとしてくれたという気持ちから安心感をもちやすくなり、気分や感情の安定につながりやすくなります。そのことで、より一層、自分の問題に取り組むモチベーションも高まり、解決に近づいていくことにもなるでしょう。

　ふだんの会話では、あいづちやうなずきはしても、伝え返すことはなかなかやりませんので、伝え返そうとしても、最初はやりづらい感じもあるでしょう。しかし、「はい」「うん」「なるほど」「ああ」「それで？」などといって、内容を誤解したまま話を進めてしまうと、「理解」はできません。場合によっては、後になって、あのときに聞いていた話と違うじゃなか、というすれ違いが生じる危険もあります。意図的に、伝え返すようにしてみてください。

c. 閉ざされた質問・開かれた質問

　話を聴いていく中で、効果的な質問をすることができると、部下自身の洞察が深まることがあります。質問といっても、マネジャーの独りよがりな興味本位の質問ではなく、あくまで、部下の話や部下自身を理解しようという姿勢のなかでの質問です。

　質問には２種類あります。閉ざされた質問と開かれた質問です。

　閉ざされた質問とは、「はい・いいえ」や「だいたい６時間です」「東京駅です」などと１～２語で答えられるような質問です。「昼食はとりましたか？」→「はい」、「睡眠時間はどれくらいですか？」→「だいたい６時間です」、「最寄り駅はどこですか？」→「東京駅です」といった会話になります。聴いている側が、知りたいことを直接的に知ることができます。

　開かれた質問とは、応答の内容を相手に委ねる質問です。「そのときはどういう状況だったのですか？」「どういう気持ちがしましたか？」「○○ということだけれど、もう少し具体的に教えてくれませんか」「そ

の後、どうなったのですか?」などといった具合です。答える側がいろいろと考えるきっかけをつくることもできますし、語られていなかったさまざまな情報が出て、内容が広がる可能性があります。

　それぞれの特徴を活かして効果的に質問ができると、より部下の問題や気持ち・状態への理解が深まります。

　相手の話を聴くときの他の基本的なスキルについては、第2章を参照してください。いずれにしても、部下のことを理解しようとする姿勢が土台であり、スタートだということをここでは強調しておきます。

❸部下の心身の調子を把握する　〜「仮説」の確認

　継続的な声かけをして話を聴いていこうとしても、部下がメンタルヘルス不調の感覚を自覚していなかったり、メンタルヘルス不調に対する偏見や先入観をもっていたりすると、自分の状態について話してくれないこともあります。そういうときには、a. 睡眠、b. 食欲、c. 疲労感の3つの視点から話を聴くことによって、心身の調子を確認しやすくなります。

a. 睡眠

　眠れているか、眠りのリズムはどうかを確認します。睡眠時間、寝つきの具合、途中で目が覚めることがないか、朝早く目が覚めて眠れないといったことがないか、寝起きはどうか、日中の眠気の具合はどうかといったことを聞きます。

　心身の疲労は、質のよい睡眠をとることで回復します。ある程度眠れていると、多少のことには対応できるくらいのしなやかさが私たちの身体には備わっています。しかし、充分に眠れておらず、眠りのリズムが乱れていると、ストレスの影響が増大することが多いのです。

b. 食欲

　食欲、食事の状況を確認します。そもそも食欲はあるか、時間になったから（機械的に）食べているということではないか、おいしく食べているか（味わえているか）、どんなものを食べているか、どれくらい食べているか、いつごろ食べているか、といったことを聞きます。

　メンタルヘルス（精神的健康）といっても、土台は身体の健康であり、体力です。身体づくり、体力づくりの元になる食事をどのようにとっているかは重要な問題です。

c. 疲労感

　疲労の度合いを確認します。身体のだるさ、疲れの程度はどれくらいか、疲れを翌日以降に引きずりすぎていないか、疲れやだるさをどういったところで感じるか、などについて聞きます。

　私たちは、多かれ少なかれ疲れを感じています。身体的な疲労、精神的な疲労と、疲労の感じ方も異なると思いますが、疲労が蓄積していくことで、脳の疲労へとつながり、さまざまなメンタルヘルス不調のもとになっていきます。睡眠の質や量との兼ね合いもありますが、特定の部位への痛みといった症状が出ていなくても、身体全体の疲労感、あるいは、漠然とした疲労感やだるさは重要なサインになります。とくに、朝、起き上がれずに会社を休んでしまうぐらいの身体の重さやだるさを感じているとしたら、要注意です。

　これらの3つの視点からの確認は、本人からすると、自分が直面している問題の核心に迫られている感覚がそれほど強くはないことから、比較的答えやすいものです。もちろん聞き方にもよります。詰問口調で問うと、それだけで威圧感を与えてしまい、聞けることも聞けなくなってしまいます。あまり急ぎすぎず、ゆっくりと落ち着いた場で聞いてみてください。

また、何らかの働きかけをした後に、さらに確認や観察を重ねることも必要です。次にどういう対応を取るか検討し、具体的な働きかけにつなげるのに時間がかかることも多いため、部下の一挙手一投足に対して、焦ったり神経質になり過ぎないでください。

2 マネジャー自身の裁量でできること(すべきこと)

(1) 安全配慮義務

p. 116 で、安全配慮義務について触れました。マネジャーの役割としては、メンタルヘルス不調のサインに気づくこととともに、気づいた後に適切かつ具体的な対処をすることが求められます。怠ると、民事上・行政上の責任を問われることもあります。

前項までに、部下のメンタルヘルス不調のサインへの気づき(早期発見)のポイント、および、部下の状態についてマネジャーとして把握する(早期対応の初動段階)ための考え方や方法を確認してきました。安全配慮義務の考え方からすると、早期発見と早期対応の初動段階だけでは不足で、本人の体調回復に向けた具体的な措置をとって初めて、安全配慮義務を履行しているということができます。初動の次の段階の対応について、次項以降で確認していきます。

(2) 自然治癒力の活用の指示・指導、説得

早期対応の初動段階において、業務上に支障は出始めていてもその程度がまだ軽いものと考えられるとき、また、ひとまず身近でできることから対応しようと考えるとき、私たちは、人間の身体に備わっている「自然治癒力」を活用することができます。

自然治癒力とは、ちょっとしたケガや病気であれば、薬を飲んだり手術を受けたりしなくても治る力・機能のことであり、人間を含む動物の心身に生まれながらに備わっているメカニズムのことです。私たちは

「自然」の影響を大きく受けているため、この自然治癒力を最大限に活用するためには、「リズム」や「バランス」を整えることが不可欠です。

たとえば、睡眠のリズムを整えること、食事のバランスを整えることなどが挙げられます。

❶睡眠のリズムを整える

心身の疲労回復のために睡眠が重要であることはこれまでに述べたとおりです。一般的に長時間労働がよくないといわれるゆえんは、この大事な睡眠をとることが妨げられるからです。したがって、メンタルヘルス不調のサインが心身に現れている場合、私たちはまず、睡眠時間の確保、また、就寝時間と起床時間をある程度一定に保ち、リズムをつくることに努めます。

ふだんの平均睡眠時間は、3～4時間という人から6～8時間という人までさまざまです。一般的には6～8時間程度の睡眠時間をとることが望ましいといわれています。仮に3～4時間睡眠であっても、体調を維持し、生活に支障が生じていないならその人なりの通常のリズムといえます。しかし、体調や生活に支障が出ているとしたら、3～4時間では疲労を十分に回復できていない可能性がありますので、まずは、もう少し睡眠時間を確保することが先決となります。

また、日によって、就寝時間や起床時間が変わるとリズムをつくりづらくなります。リズムが変わるということは、まさに「変化」です。「変化」によって、体調が回復するどころか、悪化させてしまうこともあるくらいなので要注意です。

部下の話を聴いた結果、睡眠のリズムが崩れている要因として心当たりのあるものがいくつか出てきた場合、工夫すべきところがどこにあるか、マネジャーと本人の間で話し合ったり、探ったりすることも1つです。仕事の配分や進め方などといった職場での過ごし方、通勤途中や帰宅後、休日などの余暇の過ごし方で何かしらの問題があれば、部下がき

ちんと対処するよう指導します。生活全体のリズムを見直すところから睡眠の質や量を安定させることが狙いです。

❷食事のバランスを整える

　身体づくり、体力づくりの元になる食事のバランス（頻度・内容・時間帯など）は、体調回復において重要です。体力が落ちてくると、疲れやすくなるうえに、疲労の回復自体も遅くなってきます。身体自体がもっている地力のようなものが落ちるのです。

　また、多忙だったり、時間の融通が利きづらい仕事内容だといった事情があると、食事の優先度が低くなることがあります。食事をとる時間ももったいない、キリのいいときまで集中をとぎらせたくない、食事に充てる時間が短いのでゆっくり食べられない、それほど食欲がないなどといって、結局食べないで済ませると、どうしても栄養バランスが偏ります。

　一般的には、食事は３食取ることが望ましいといわれていますが、年齢や持病の内容によっては、量と頻度のバランスも考える必要があります。食事の内容としては、三大栄養素である炭水化物、たんぱく質、脂肪はもちろん、ビタミン、ミネラルなどもバランスよく摂ることが必要です。時間帯は、頻度との兼ね合いもありますが、活発に活動する時間帯のためのエネルギー源として食事を摂ることが有効です。

　睡眠のリズムや食事のバランスは、本人の問題意識があれば自分なりに改善・工夫をしやすくなりますが、改善・工夫のしどころがわかっても、本人だけでは実現するのが難しいといった場合は、協力者を探すなどの対処をします。マネジャーや職場のメンバーが協力できるところは協力態勢をとっていき、家族や友人に協力してもらいたいところは何らかの形で協力を要請します。彼らをサポーターとして本人の取り組みを支えるのです。

いずれにしても、本人の主体的な取り組みなくしては体調回復など望めません。マネジャー主導でやっていくのではなく、本人が当事者意識をもって取り組んでいけるように働きかけていきます。本人の取り組み姿勢に問題がある場合は、話を聴くなどして取り組めない事情や要因などの把握・理解、それらの軽減・解消に努めます。少なくとも業務上の支障が出ていますから、マネジャーとしては支障を解消しなければなりません。本人の気分や考え方に任せっきりにしておくことはできないのです。ときには、指導・説得をすることも必要になってきます。

対応が遅くなることで、体調回復に向けた取り組みにかける時間や労力、本人・組織（職場のメンバーの負担も含む）の両者にとっての損失が増していきます。早めの対応が望まれます。

(3) 職場の環境調整（業務の内容、時間、方法の調整）

体調回復を目指して、睡眠のリズム、食事のバランスを改善・工夫していきます。まずは、部下の当事者意識のもと、自らの生活全体のリズムを見直しますが、1日のうちの多くの時間を仕事に費やしていることはいうまでもありません。

そもそものマネジャーの役割の1つに「職場等の環境調整」が挙げられます。労働安全衛生法では、本人の体調回復の取り組みに対し、マネジャーは、「就業場所の変更、作業の転換、労働時間の短縮、深夜業の回数の減少等の措置を講ずるほか、作業環境測定の実施、施設又は設備の設置または整備その他の適切な措置を講じなければならない」とされています。なお、安全配慮義務の観点から、部下の心身の安全・健康が優先されます。

たとえば、睡眠のリズムを整えるために、23時ごろに就寝することに決めたとします。しかし、仕事量が多いために残業しなければならず、帰宅する時間が22時ごろになることが多いとしたら、就寝が23時ごろというリズムを維持することが難しくなってきます。このような場合は、

23時ごろに就寝できるよう、業務の内容や量などを調整する必要が出てくるということです。さらに、本人が担当していた業務は、他の職場のメンバーに再配分するなどの対応も必要ですので、他のメンバーへの状況説明や協力要請が不可欠です。

　体調回復を目的の1つとして業務の内容、時間、方法を変えるときには、ある程度の期限、あるいはスケジュールを決めておきます。期限を設けることで、その次の対応について検討・判断がしやすくなります。なお、業務内容、時間、方法の理由と変更内容、当面のスケジュールなどについて本人に説明し、話し合いをし、共有しておきます。また、他のメンバーへの状況説明の仕方についても確認をしておくと、環境調整がしやすくなります。

　職場の環境調整は、甘やかしたり、優しさを示すことではないということを認識してください。社会生活上の支障（業務上の支障、心身への支障、人間関係上の支障）が起きている状態では安心して働いてもらえないので、職場として協力態勢を取って対処せねばなりません。ある意味、周囲を巻き込んでいる状況ですので、本人にとっては厳しい局面にもなり、本人としても、当事者意識をもって体調回復に努める義務も出てきます。当事者がやるべきことをやり、周囲がサポートする、という関係です。

3 社内外の資源との連携
〜独りで抱え込まない〜

（1）関係者・関係機関との連携・情報共有

　メンタルヘルスケアにおけるマネジャーの取り組み方として、丸投げ、丸抱え（独りで抱え込む）、放置といった極端な形を取ってしまうことも多く見受けられ、結果として、組織的な対応の開始が後手になってしまうこともあります。社内外の関係者・関係機関、協力者など、資源の

特徴や役割を知り、早い段階から彼らと連携、情報共有をすることで、対応法の選択肢が増え、かつ、マネジャー自身がより安心できる状況で対応することができるようになります。

とくに、本人から、「死にたい」「消えてなくなりたい」「自分などいないほうがよい」「死のうとした」といった自殺の危険が感じられるような話を聞いたときは、自分だけで対処しようとしないでください。また、一般的によくいわれる「死にたいという人ほど死なない」というのは大きな誤解です。その点については、次章で確認します。

連携・情報共有するとなると、必然的に、プライバシーへの配慮という課題が出てきます。これについては、p.115〜116で確認しましたので、参照してください。デリケートなことですので、慎重に考えなければならないテーマです。しかし、目指すところは、メンタルヘルス不調を来している部下の体調回復と、部門としてやるべき業務を滞りなく進行させることの両立です。そのための連携・情報共有ですから、着地点は見つかるはずです。

❶社内の関連部門、産業保健スタッフ
a. 上位者

皆さんにも上司がいます。そして、その上司も、当然のことながら安全配慮義務を負っています。上司に対して適宜報告することは当然という考え方もありますが、デリケートなことですから、報告のタイミングや内容に迷うこともあるかもしれません。部下のメンタルヘルス不調に対応する際に、早期発見・早期対応の初動段階においては、主に皆さん自身が主体となって対応を進めていきます。しかし、上司への報告義務も視野に入れ、本人への同意の取り方、そのタイミングなども考えながら、本人への対応に臨むことをお勧めします。「独りで抱え込まない」ために、まずは、皆さん自身が上司にサポートしてもらうことを考えてください。

b. 人事労務部門の担当者

　組織において、職場の環境調整の牽引役、推進役となるのは人事労務部門です。当面は、マネジャーの裁量で自部門の環境調整を実施していくにしても、たとえば、部下の体調が悪く、休業が必要なほどであれば、人事労務部門との連携は必須となります。ただし、事態が悪化・複雑化してから人事労務部門に報告したところで、打てる手立ては限られています。早い段階からの連携・情報共有をお勧めします。

　なお、最近は、事業場内に、メンタルヘルス推進担当としての役割を担う人を置いているところもあります。自社の体制を予め知っておくことで、有効な連携をしやすくなります。

コラム❸

人事労務担当者に求められること

　企業・組織においてメンタルヘルスケアを実践していく上で、成否の鍵を握っているのは、人事労務担当者としての役割認識と行動次第であるといっても過言ではありません。厚生労働省から出されている「事業場における労働者の心の健康づくりのための指針」では、4つのケア(セルフケア、ラインケア、事業場内産業保健スタッフ、事業場外スタッフ)の重要性が述べられていますが、これを職場の実際のケースに当てはめると、それぞれ、社員本人、社員の上司、産業医(保健師、カウンセラー)、そして主治医ということになります。それぞれの人は、それぞれの立場で、社員の状態についてのさまざまな意見を述べますが、時には真っ向から対立することもある意見を、他の4者とは異なる、いわば社内規定の番人としての立場でまとめ、最終的な意思決定をとりおこなうのが、人事労務担当者の役割なのです。この人事労務担当者が、本来の役割を度外視して、主治医や職場のマネジャーの意見を鵜呑みにしたり、本人への温情的な対応が目立つような場合には、最初はうまく行ったかのように見えても、そのケースは次第にこじれていくものです。時には大変厳しいことを決断したり、宣告しなければならない立場でもありますので、職場のマネジャー以上に、自分自身の心身の健康に留意し、適切な判断が下せるような状態にしておきたいものです。

c. 産業保健スタッフ

産業保健スタッフとしては、産業医、衛生管理者、保健師、看護師、心理相談員・臨床心理士・産業カウンセラーなどの相談担当のスタッフなどが挙げられます。自社にいる産業保健スタッフとその機能を含め、健康管理の体制について予め調べておいてください。

部下としても、場合によっては、上司よりも産業保健スタッフのほうが話しやすいということも多くあります。産業保健スタッフと連携・情報共有をしておくと、必要に応じて役割分担をすることもでき、結果的に、部下の体調回復につながりやすくなります。産業医がいれば、部下の心身の不調のサインをキャッチしたときに診てもらうこともできますし、必要に応じて地域の専門医などに紹介してもらい、具体的な治療に結びつけることもできます。

また、最近は、形態は様々ですが、カウンセラーなどを配置した相談窓口を設けている会社も多くあります。ただ、いろいろな事情で、相談窓口を設けていることが社内に浸透しておらず、せっかくの機能が活用されないまま、宝の持ち腐れになっていることも時々あります。もしかすると、皆さんは知らないけれど、会社のどこかの部屋で、定期的にカウンセラーが待機しているかもしれません。利用できるものはぜひ利用してください。

d. 他のマネジャー

皆さんの周囲に、自分の上位者以外にも信頼できるマネジャー、何かあったときに相談できるマネジャーがいれば、その人々も、皆さんにとっての重要なサポーターです。プライバシーへの配慮は欠かせませんが、皆さん自身が自分の判断や対応について相談することも有効です。

❷社外の専門家

　第1章で「4つのケア」について述べました。その4つめの「事業場外資源によるケア」で挙げられる事業場外資源が社外の専門家であり、それぞれの機関によって特徴や得意領域が異なります。必要に応じ活用すればよいので、今は、そういった資源もあるということを頭の隅に置いておいてください。

　ここでは、事業場外資源のうちの医療機関について確認しておきます。

　心身に不調をきたしている部下を医療につなげることもマネジャーの役割の1つです。違和感のある身体の部位を診る身体科、それから精神科・心療内科など、それぞれの専門医は身近にいます。部下本人のかかりつけの病院があれば、最初の受診を促しやすくなります。わからなければ、自分が知っているところも念頭におきながら、産業保健スタッフや周囲の誰かに聞いたり、インターネットなどで探したりすることができます。部下に紹介するときには、複数の病院・クリニックを挙げて、どこに行くかを最終的に本人に選んでもらうとよいでしょう。

　受診の勧め方で迷うマネジャーは多々いますが、次のような2段階を踏むことで身体的な疾患の有無の確認もできるうえに、必要に応じた精神科・心療内科への受診にもつなげやすくなります。

a. 生じている身体面の不調症状への
　　診断・処方をしてもらうための診療科

　内科、消化器科、耳鼻咽喉科、循環器科、脳神経外科といった科です。最初からメンタルヘルス不調だと決めつけずに、身体的な疾患の有無を確認します。身体的な疾患の症状として、あるいは、身体的な疾患の治療のために服用している薬の副作用としてメンタルヘルス不調の症状と同様の症状がみられることがあります。したがって、まずは、現れている不調症状の原因が身体的な疾患からきているものではないか、確認する必要があります。

b. 精神科・心療内科

　aを受診して「異常なし」という診断結果が出る、治療を始めてもなかなか軽快しない、いったん治癒しても症状が再発する、違う不調症状が次々に出てくるといった場合は、症状の原因としてメンタルヘルス不調も疑われますので、精神科・心療内科の受診を勧めていきます。段階を踏むことで、部下自身の心の準備もしやすくなることもあります。

　受診を促す声かけの際は、マネジャーとしては気持ちが先走ることもあるかもしれませんが、「行け！」「行かなきゃダメだ！」ではなく、そのときの部下の状況や状態をみながら、相手の気もちを受け止めたうえで、部下の心に届くようにしていきます。

　参考までに受診に向けた声かけの主な例とそのポイントを挙げます。なお、これらは、あくまで例ですので、状況に応じて実際の声かけのしかたを工夫してください。

ア．「精神科を受診ことには少なからず抵抗があるんですね」
➡ 本人が抱いている抵抗感を最初から否定せずに、受け止めます。服薬に対する不安や抵抗感があることもあります。

イ．「なんとかしようとがんばっているけれど、身体的にも本当につらい状態だよね」「夜ゆっくり眠れていないのなら身体もつらいだろう。心配だから、専門の先生に診てもらおうよ」
➡ 眠れない、頭痛がするといった本人が実際に苦しんでいる事象を挙げて、「身体の調子が心配だから受診をしよう」と伝えます。

ウ．「まずは、眠りのリズムを整えるところからやってみてはどうだろうか」「今出ている症状（頭痛・吐き気・めまい・動悸など）は、身体が『"戦闘"モード』に陥っているサインではないだろうか」「今出ている症状は、"がんばりすぎた"ことへの身体の反応のように思うけど、どうだろうか」

➡ 心身のメカニズムの観点から本人の状況と身体の状態を整理し、意味づけをしながら受診の必要性を説明します。とくに、睡眠の質と量を確保することは身体・脳の疲労回復、費やしたエネルギー充填の大きなポイントになること、また、睡眠がしっかりとれないことが本人としても苦しいと感じることが多いことから、納得を得やすい視点だと思います。

どうしても本人が受診しないうえに、業務上の支障が出続けている場合、就業規則を引用し、態度の硬軟を使い分けて対応していきます。
次に、欠勤を繰り返している場合の声かけの例を挙げます。

ア．強めの態度
「就業規則では、欠勤連続〇日で、診断書を出してもらうことが必要だということが書かれています。守らないと、最悪のケースで解雇事由になることもあるのですよ」
イ．柔らかめの態度
「会社に来られない状態は心配です。職場を預かるマネジャーとして放置できないので、病院に行ってほしい」

もちろん、これらの視点がすべてに通用するわけではありません。産業保健スタッフと協力することで、スムーズにいくこともあります。本人の状況・状態によって、さまざまなアプローチを検討してください。

(2) 他のメンバーへの関心

特定の部下への対応に集中してしまうと、他のメンバーへの関心や配慮が薄れてしまっている、といったことがあります。職場の環境調整は、他のメンバーの協力なしには進められませんが、その分、メンバーそれぞれの負担が増加するのも事実です。

メンバーの協力を当たり前と捉えずに、彼らの様子にも目を配り、話を聴いて、思っていることや感じていることなどを吐き出す機会を設けるなどの工夫ができるとよいでしょう。

第5章

体調回復に向けた休業から職場復帰、職場再適応へ

> ここでは、部下のメンタルヘルス不調が重症化した場合の対応を考えます。体調回復のためには休業することも必要になります。休業〜職場復帰〜職場再適応のプロセスにおいて、マネジャーは、当面の視点と中・長期の視点の両方をもち、就業規則や職場のルールなどに基づき、事業場内外の関係者と連携・情報共有しながら、サポーターとして本人の回復を支援していきます。そのプロセスの考え方の基本を知っておくことで、より有効に対応しやすくなりますから、段階を踏んで確認していきましょう。

第1節
サポーターとしてのスタンス

〜会社・自職場の「基準」と「温情」から〜

　第2章で職場での日常対応から始めるメンタルヘルス不調の予防について、第4章で早期発見・早期対応の考え方と方法について確認しました。この流れのなかで、職場におけるメンタルヘルスケアの原則はマネジメントの原則と共通であり、マネジメントの一領域であることを再確認することもできたと思います。

　日々のマネジメントにおいて、予防〜早期発見・早期対応への留意・実践に努めていたとしても、気づいた時点でメンタルヘルスが悪化してしまっていること、あるいは、対応中にも重症化してしまうといったことも多々あります。すると、体調回復に向け、休業して治療に専念し、業務に耐えうる状態にまで軽快したうえで職場復帰すること、および、そのプロセスを考える必要が出てきます。

　休業から職場復帰、職場再適応というプロセスにおいても、職場でのサポート対応の主体はマネジャーであり、基本的な考え方はマネジメントの原則に則っています。また、休業、職場復帰の段階では組織的な対

応が求められますので、人事労務部門との連携のうえで、会社としての対応を考えることが不可欠となります。

1 サポーターとしてのマネジャー

　最初に確認しておきたいのは、あくまで、マネジャーはサポーターとして本人の回復を支援していくということです。体調回復の主体者は不調をきたしている本人であり、どういう状態であれ、本人が当事者意識をもって取り組まないことには、回復は難しいといえます。職場、家族を問わず、さまざまな人がさまざまな関わりをしていきますが、やるべき内容について「当事者は誰か」ということを折に触れ確認するだけでも、迷い・戸惑い、不安が軽減されます。併せて、いかに本人が当事者意識をもてるように働きかけていくかということを常に念頭に置いておきたいところです。

　次に、対応の際の判断のよりどころは、「基準」と「温情」の兼ね合いのなかにあるということです。これまでにも確認してきたことですが、ここで、簡単におさらいをしておきます。

　マネジメントの観点では就業規則や職場のルール、業務上の支障が生じている背景にある何らかの病気については、専門医や産業医の診断や所見が「基準」となります。ちなみに、休業や職場復帰に関する規程がない場合でも、休業（休暇の取得）や職場復帰（再出社）は職場の環境調整の一環であり、現存の就業規則で示されている休日や休暇に関する規程をもとに考えることができます。

　「温情」は、経験則、マネジメントスタイル、価値観・スタンス、キャパシティ、自部門の現状や展望などといった「自分のありよう」が元になっていて、一定のものではありません。また、自分の健康状態、ストレスの状況などによっても影響を受けています。

　これらについては第2章で詳しく述べていますので、参照してください。

2 部下の「休業」〜「職場復帰」〜「職場再適応」への支援の流れ

　2004年に厚生労働省から「心の健康問題により休業した労働者の職場復帰支援の手引き」が出されました（2009年改訂）。心の健康問題で休業した人が職場復帰するとき、事業場として、マネジャーとして部下を支援していく際のおおよその考え方が示されています。「心の健康問題」とありますが、本手引きは、主に「うつ病」で休業している従業員への対応の際に適用しやすいともいわれています。インターネットで検索すると全文をダウンロードできますので、参照してください。

　参考までに、ここで職場復帰支援の5つの流れを図示します[図1参照]。

　次項以降で、休業開始〜休業中、職場復帰時〜職場復帰後にわけて、それぞれの段階での考え方や留意点、対応のポイントについて確認していきます。少なくとも、自社の就業規則に明記されている手続きは確実に実行してください。

図1 ■ 職場復帰支援の流れ

第1ステップ　病気休業開始及び休業中のケア
- 病気休業開始時の労働者からの診断書（病気休業診断書）の提出
- 管理監督者によるケア及び事業場内産業保健スタッフ等によるケア
- 病気休業期間中の労働者の安心感の醸成のための対応
- その他

第2ステップ　主治医による職場復帰可能の判断
- 労働者からの職場復帰の意思表示と職場復帰可能の判断が記された診断書の提出
- 産業医等による精査
- 主治医への情報提供

第3ステップ　職場復帰の可否の判断及び職場復帰支援プランの作成
- 情報の収集と評価
  - ➡労働者の職場復帰に対する意思の確認
  - ➡産業医等による主治医からの意見収集
  - ➡労働者の状態等の評価
  - ➡職場環境等の評価
  - ➡その他
- 職場復帰の可否についての判断
- 職場復帰支援プランの作成
  - ➡職場復帰日
  - ➡管理監督者による就業上の配慮
  - ➡人事労務管理上の対応
  - ➡産業医等による医学的見地からみた意見
  - ➡フォローアップ
  - ➡その他

第4ステップ　最終的な職場復帰の決定
- 労働者の状態の最終確認
- 就業上の配慮等に関する意見書の作成
- 事業者による最終的な職場復帰の決定
- その他

職場復帰

第5ステップ　職場復帰後のフォローアップ
- 疾患の再燃・再発、新しい問題の発生等の有無の確認
- 勤務状況及び業務遂行能力の評価
- 職場復帰支援プランの実施状況の確認
- 治療状況の確認
- 職場復帰支援プランの評価と見直し
- 職場環境等の改善等
- 管理監督者、同僚などへの配慮など

第2節
休業開始～休業中の支援

1 休業の勧め

(1) 休業する目的

　体調を崩した部下がいるとき、その症状の程度や業務上の支障の程度によっては、休業して体調回復に専念したほうがよい場合も少なくありません。

　服薬など治療しながら出社して業務に就くという状態は、発熱しているときに解熱剤を飲みながら駅伝のランナーとして走っている状態に例えることができます。運がよかったり、条件がうまくあえば、もしかすると担当区間を走りきって、次のランナーにたすきをつなぐこともでき、かつ、その後に短期間でも休んで体調を立て直し、次のレースの担当区間を走る準備をすることもできるかもしれません。しかし、体調が万全ではないのですから、区間の途中で倒れ、走り続けることができなくなり、次のランナーにたすきをつなぐこともできず、チームとして途中棄権せざるを得なくなることもあるのです。そのうえ、倒れたランナーは、

また復活して走れるようになるまでかなりの時間を要しますし、ダメージが強すぎる場合には走れる状態に戻れないこともありえます。

みなさんはチームの監督です。そういう状態をどう捉えるでしょうか？　事前に発熱していることがわかっていながら、イチかバチかチャレンジし、途中棄権することになったとしても、倒れるまでやったことをよしとしますか？

もちろん、選手交代は簡単に決断できることではありません。しかし、本人の状態、本人の選手生命、チーム全体の成果などを考慮すると、選手交代を決め、発熱している選手に体調回復に努めるよう命じなければならないときもあります。

選手が反発したときは、決断の内容とその必要性や目的をしっかり説明して、選手の気持ちのフォローをしながら反発を解消し、監督として本人とチーム全体を守る義務があります。選手交代の必要性や目的として挙げられることは、全体的なものとその時点でのものがあります。たとえば、全体的には、出場するレースでチーム全体の成果を安定的に出すこと、本人の長い選手生命を守ること、それらを念頭に、その時点では、本人の状態回復、本人が次に出場するレースまでにしっかり走れるよう準備すること、などといったことになるでしょう。

同様に、不調をきたした部下がいるとき、その症状の程度や業務上の支障の程度によっては、マネジャーとしても休業を促す必要があります。その必要性や目的も含め、本人にしっかりと説明します。

本人にとって、休業する目的は2つあります。①体調の回復、②就業に耐えうるレベルまで心身の状態への回復です。体調の回復はもちろんですが、大事なのは、仕事をするだけの体力・気力・知力をいかに回復させるか、ということになります。また、部下が休業することを職場全体の観点で捉えるとき、それは、マネジャーとして、部門というチーム全体の成果を安定的に出すこと、また、メンバー各自のキャリア形成を支援することといったことになるでしょう。

(2) 休業に向けた支援
❶休業の勧め

　メンタルヘルス不調の部下への対応として職場の環境調整を行う際、期限を設けてその都度判断をすることになりますが、本人の状態が軽快に向かわない場合、前項の目的に照らし、マネジャーとして大局的な観点からの判断をします。なお、書面、口頭問わず、医師から「要休養」の旨の所見を得ているときは、安全配慮義務の観点からも早急に休業を検討すべきです。

　本人が休業することに前向きな場合は、その後のプロセスに進みやすいのですが、休業するということは働く人にとってインパクトの強いできごとですから、ときに躊躇したり拒絶することがあります。そういった場合は、関係者と連携しながら、本人に休業を勧めます。産業保健スタッフと役割分担をすることで、よりスムーズに休業につなげられる場合もあります。

　休業を勧める際の声かけは、基本的には受診を勧めるときと同様です。「休め！」「休まなきゃダメだ！」ではなく、そのときの部下の状況や状態をみながら、何に躊躇しているか、何を気にしているのか、相手の気もちを受け止めたうえで、部下の心に届くようにしていきます。

　参考までに休業に向けた声かけの主な例とそのポイントを挙げます。あくまで例ですから、実際の声かけの際には状況に合わせた工夫をお願いします。

ア．「あなたの仕事ぶりは信頼しています。待っているから、ゆっくり休んで治してほしい」
➡ 休んで戻ってきたときに、仕事がなくなっているのではないか、仕事から離れた自分にできることがあるのか、といった心配をしているような場合があります。

イ．「今は治療に専念する、ということが、あなたの仕事なんですよ」「休むことは業務命令ですよ」
➡ 仕事をしない生活をしていいのか、といった心配していることがあります。

ウ．「最近の〇〇（……今の勤怠や業務中の状況について具体的な事実を挙げます）は、あなたの能力が足りないからとか、あなたが怠けているから起きたことではなく、あなたの病気の症状として現れている側面が大きいと思うんだよ。ただ、最近の〇〇（……今の勤怠や業務中の状況について具体的な事実を挙げます）があったことで、さらにあなたにダメージを与えて、体調が悪くなっているようにも思うのだけど、どうだろうか」
➡ 勤怠不良やミスなどは日々の失敗体験ともいえます。そこからくる不安や落胆、自責の念などがさらに本人の病状悪化につながる可能性は高いといえます。

エ．「最近の〇〇（……今の勤怠や業務中の状況について具体的な事実を挙げます）では、あなたが安心して働いてもらえる状態ではないように思うんです。安全配慮義務の観点からいうと、体調回復に専念してもらう必要があるのです」「出社できる体調のときに出社する（ちょくちょく休む）というよりは、今は休んで身体を治して、少なくとも、ある程度安定的に出社できるようになってから、職場に戻ってきてほしいと思っています」「あなたの体調が思わしくないことはわかっているけれど、出社していると、業務上の配慮はしても、メンバーの頭数の1人と考えてしまうんだ。結果的に、今以上体調が悪くなってしまう可能性もあるので、よくないと思うんだ」
➡ 客観的にみて状態が安定しているとは思えないような場合、気持ちに添って声かけしていても本人が頑として聞き入れないような場合などでは、職場全体の観点で休業の意味合いを伝えるべきときもあります。

オ.「会社や私（マネジャー）としては、○○といった制度で、あなたの休業をバックアップするよ。休んでいる間の収入については○○があるから、人事労務部門に確認してみよう」「あなたにとって、今まとまった期間の休養と治療に専念することが最優先のことだということを、私（マネジャー）からご家族に説明することもできるよ」

➡ 休業を拒む背景に、休んでいる間の収入などの生活面の不安があることが考えられます。社内の規程を知らないがゆえに不安が生じている場合は、社内の規程やバックアップ態勢について説明します。

➡ 家族や親戚の人々の理解不足や不安な気持ち、そういった面から本人にプレッシャーがかかっている場合もあります。家族は重要な協力者ですので、理解を得る必要があります。本人が家族にきちんと説明できていない可能性もありますので、マネジャーないしは人事労務部門の担当者から、本人の様子や会社の制度などを家族に説明することが有効です。

　就業規則に、まとまった休みがとれる休業規程がない場合でも、年次有給休暇や他の休暇に関する規程に従い、その休暇を十分に活用することを考えます。短い期間の休暇であればあるほど、有効に活用できるよう早めに対処することが望まれます。

　いかにスムーズに休業に入れるか、いかに本人が納得して休業に入れるかが、その後の貴重な休業中の時間の過ごし方、ひいては、職場復帰とその後の生活にも大きく関わってくるといえます。

❷本人が安心して休める環境・状況づくり

　目的の第一である「体調の回復」のために必須なのが、本人が安心して休める環境づくりです。病気で生じている症状もさることながら、休業に入るにあたって不安や心配が多々あります。症状はともかくとしても、状況からくる不安は回復の妨げになりますので、できる限り不安要

因を取り除く必要があります。

　休業を勧める際に、マネジャーが本人の話を聴いていくなかで本人の不安が和らぐこともあるでしょう。社内に相談窓口がある場合は、休業前に本人がカウンセラーなどの相談担当の人と面談の機会をもてると、休業中、職場復帰時とその後の支援で連携をしやすくなります。また、家族の協力を得られると環境づくりがしやすくなります。独居の場合、いったん実家に戻ることも含め、より安心できる環境をどうつくるか、知恵を絞る必要があります。

　また、職場からの連絡が頻繁にあると、本人がゆっくり休めなくなる可能性があります。業務を引き継いだ人が疑問点などを本人に問い合わせたいときは、各担当者からバラバラに連絡をするのではなく、窓口を決め、最小限の頻度にとどめる必要があります。

　さらに、現場の同僚で心配して本人に様子を聞きたいと思うこと、元気づけようとして飲み会や旅行などに呼び出したいこともあるでしょう。本人を支えたい気持ちはあったとしても、状態によっては逆効果になることもありますから、休業開始後しばらくの間は、不急の連絡は極力避けるようにお願いしたいところです。関わり方を迷っている人々には、友人としてそばにいること、本人のことを大事に思っている気持ちを伝えるなどして、本人に安心感を持って休養してもらうことを優先するという考え方を助言します。

　目的の第二である「就業に耐えうるレベルまでの心身の回復」については、ある程度体調が落ち着いてから取り組みます。まずは、第一の「体調の回復」に専念します。

❸診断書の内容と意味合い

　休業にあたっては、主治医の診断書（病気休業診断書）が提出されます。診断書には、主に、本人の病名ないしは状態（症状）名と、当面の必要と考えられる休養期間が書かれています。

注意したいのは、記されている期間の意味です。たとえば、診断書に「うつ病、1カ月の休養を要す」と書かれている場合、この「1カ月」は何を意味するでしょう？　これは、「1カ月」で治癒する、「1カ月」で職場復帰できるという意味ではなく、「ひとまず1カ月間休んで治療に専念し、その後で状態を診ます」という意味なのです。メンタルヘルス不調が治癒するまでにかかる期間は、いろいろな要因によって影響を受けて変わってきますので、だいたいの期間すら予測できません。したがって、診断書には、「ひとまず」の期間を記してあります。

　本人、マネジャーとも、その「ひとまず」という意味合いを理解しておくことが大切です。部下が「1カ月」で職場復帰できると誤解している場合は、その誤解を解いておきます。

　また、診断書では、「（○○程度の）うつ病」「うつ状態」「パニック障害」「○○不安症」「心因性○○」「適応障害」など、さまざまな診断名・状態（症状）名を目にすることでしょう。納得することや、逆に驚くこともあるかもしれませんが、これらは参考として受け止めてください。「診断」は、メンタルヘルス不調の診断基準や診断のしかたに基づいてなされますが、「診断書」には本人・家族の意向や主治医のさまざまな配慮が反映されることもあり、必ずしも「正確なもの」とはいえないようです。また、同一の病名・状態（症状）名であっても、個人によって実際の症状や状態は異なります。少なくとも、なんらかのメンタルヘルス不調だという受け止めをし、その人に応じた対応をしていきましょう。

❹不調時の重要な選択・決定の回避

　身辺の「変化」はストレスを生じさせます。たとえば、退職・異動・転勤、結婚・離婚、自宅の新築・購入、引越、大きい買い物、借金など、本人にとって重要なことを選択・決定をすることで、多くの場合、本人を取り巻く状況が「変化」しストレス源となります。また、メンタルヘルス不調の症状として不安の増大、思考力や判断力の低下などもあるた

め、妥当な判断ができなくなる可能性があります。したがって、メンタルヘルス不調をきたしているときに、重要な選択や決定をすることは避けたほうが安全です。

　これ以上周囲の人に迷惑をかけたくない、休業をするぐらいなら退職をしたほうがよいといった理由で、会社を辞めると言い出す人もいますが、そういう場合、まずは退職判断の回避をお勧めします。極端にいえば、退職はいつでもできます。ひとまず休み、症状が少し落ち着いた時点で改めて退職するかどうかを考えることもできます。それでも退職を希望する場合、家族を含めて話し合うなど、本人にとってよりよい結果を導き出す判断ができるような環境作りにはげみます。

　一見治療に向けてよいきっかけになると思われる選択・決定も、状況が「変化」するという意味では、状態悪化に向かう危険性もありますので、注意してください。

❺生命・身体の危険があるときの対応
〜自殺念慮・自殺企図・自殺未遂、DV、児童虐待など

　「死にたいという人は死なない」といわれることがありますが、すべてのケースでそうであるとは限りません。たとえば、うつ病やうつ状態では、罪悪感や自責の念といった症状も現れ、それが高じて自殺念慮を抱くこともあり、行動に及ぶこともあります。とくに、病気を発症した初期、病気の治りかけの時期、いったん回復して症状がぶり返した時期に、その危険が高まります。

　自殺念慮とは、自殺や死について考えたりその衝動にかられたりすることで、さらには、実際に方法を考えたり具体的な準備をしたりすることもあります。自殺企図とはさまざまな方法で実際に自殺を図ることです。自殺企図の結果助かった場合を、自殺未遂といいます。

　なお、自殺未遂で助かった人は二度としないといわれることもありますが、これも誤った認識です。救急外来・救急科・救命救急センターなど、

救急医療の現場からの調査でも、自殺未遂をした人は自殺企図をくり返すことが多いこと、また、くり返すたびに、手段がエスカレートして致死率の高い方法をとるようになっていく傾向があり、既遂となってしまう危険が高いことがわかっています。

また、リストカットや大量服薬など、なんらかの形で自分の身体に傷をつけたり生命に危険を及ぼしたりすること、また、そのときの感覚を得ることを目的とする自傷行為をする人もいます。ただし、だからといって軽いものだと捉えないでください。場合によっては死に至ることもあるうえに、痛みや危険な感覚を得ずにはいられない何かを本人が抱えているからです。

そして、部下が、自殺や死に関することを口にしたり、何らかの行動に移したりする様子を見聞きしたら、マネジャーは、それを防ぐ手立てを講じなければなりません。マネジャーとしても部下の話の内容に驚いたり不安になったり慌てたりするかもしれませんが、そのこと自体は自然な反応ですので安心してください。話を聴いて動揺している自分のことを責めたり、抑えつけたりせず、素直にそれらの気持ちを受け止めれば、次の対応をとりやすくなります。

プライバシーへの配慮についてはこれまでにも触れましたが、生命の危険がある場合は生命を守ることが最優先事項となります。上位者、人事労務部門の担当、家族、医師、産業保健スタッフなど関係者と適宜連絡を取り合って、最善の方法をとっていきます。基本的には本人の同意をとりますので、周囲の関係者と情報共有することを本人が拒否したときは、とにかく本人の生命を守るという観点から説得をしてください。なお、予め産業保健スタッフと連携がとれていれば、生命に危険が及びそうな事態となっても対応の選択肢を確保しやすくなるでしょう。

また、自殺念慮・自殺企図・自殺未遂、自傷行為の他に、他の誰かに危害を加える危険があるとき、DV（ドメスティックバイオレンス）や児童虐待のおそれがあるときなど、誰かの生命や身体の危険がある場合も

同様です。なお、「児童虐待の防止等に関する法律（児童虐待防止法）」では、児童虐待のおそれのある児童を発見した人に児童相談所などへの通報が義務づけられ、法的に、課されている守秘義務も明確に排除されています。また、「配偶者からの暴力の防止及び被害者の保護に関する法律（DV防止法）」では、配偶者からの暴力によってケガをしたり病気にかかった人を発見した医師などの医療関係者に対し、配偶者暴力相談支援センターなどの利用について本人に情報提供するよう努めること、本人の意思を尊重しながら警察などへの通報もできることが定められています。

❻他の部下への配慮

　ある部下が休業に入ったときに、その人が担当していた業務を引き継ぐ人をすぐに増員することができる職場はそれほど多くないでしょう。増員できない場合は、その業務は他のメンバーに配分されることが多く、少なくともある期間、彼らの負担が増えることになります。業務の内容や量が変わるときにどの程度対応できているかといった点も含め、ふだん以上に他の部下たちに関心を向けてください。観察するだけでなく、実際にどのような状態か、話を聴くことによっても彼らをフォローすることができます。

　また、職場のメンバーにとって、仲間がしばらく休むということがわかったとき、本人がどういう状態で、どれくらい休み、今の状況がどれくらい続くのかといったことは気になるところです。とはいえ、それまでの様子から、体調が思わしくないということは多少なりとも察知していることもあります。でも、気になるけれど聞けない、遠慮してしまう、話題にすることも避けるといった態度で過ごすといったことにもなりやすいです。そのまま放置しておくと、協力をお願いしているメンバーに不必要な負担をかけてしまうことにもなります。

　職場のメンバーや仕事上関係が深い人には、状況をある程度説明して

おくことが必要でしょう。しかし、状況説明をする際には、その内容、説明する対象について、基本的に本人の同意を得ることが必要です。プライバシーに配慮するという理由もありますが、自分の知らないところで、自分の体調や病気のことが話されているということを本人が知ったときの動揺やその後への影響は大きいと予想されるからです。

　休業に入る前に、メンバーへの状況説明について本人と話し合えていればよいのですが、そうもいかないことが多くあります。マネジャーとしても、健康情報に関することであり、かつ、まだまだ偏見や先入観のある領域だからこそ、本人の状態などについて職場のメンバーにどのように伝え、いかに正しく理解してもらえるかという点は悩みどころです。たとえば、手続きなどで公になっていること、たとえば、休むこと、当面の休む期間は伝えることができるでしょう。また、そういうときには、「体調不良」という言葉も便利です。そして、当面の休む期間なども目安にして、もう少し具体的な説明ができる時期を伝えて、そのときまで待っていてほしいとお願いすることもできます。その時点でできる情報提供を行い、協力をお願いします。

2 休業中の様子の確認

(1) 休業中の部下との連絡
❶様子を確認する意味

　部下が休業中であっても、マネジャーは部下と適宜連絡を取り、様子を確認することが必要です。その意味は大きく2つあります。

　第1に、本人が安心感をもって休めるようにすることです。休業中、職場とまったく連絡のやり取りがないと、本人は、職場から見放されているのではないか、自分は不要な人間ではないのかと不安が増大します。ただし、本人の状態によっては、職場から連絡を入れただけで回復を妨げることもありますから、タイミングや方法などは工夫が必要です。

第2に、マネジャーとして、自分の役割や職責を全うするために、本人の状況を把握することです。休業中であっても、部下は皆さんの部下です。休業する目的をふまえ、マネジャーの役割として、部下が、休業する目的に向かって日々を過ごしているか、するべきことを行っているかを確認する必要があります。休業中の状態の推移などを確認しておくことで、職場復帰を考える段階での支援もしやすくなります。

❷方法やタイミング

　できるだけ本人の負担にならないように連絡をしようとすると、タイミングや方法について迷うことも多々あります。ですから、休業に入るときに、連絡の取り方やタイミングを決めておくとよいでしょう。

　最近は、携帯メールやＥメールなどが使いやすい環境になっていますので、あらかじめ決めたタイミングに、メールなどを活用して連絡を取り合うことも有効です。職場から連絡をする方法だけでなく、時には、本人から連絡をしてもらうのもよいでしょう。また、本人の状態を的確に把握するためには、メールだけでなく、必要に応じて、電話や対面などの方法を取ることも必要です。

　連絡を取るタイミングとして無理がないのは、会社からの配布物などを送付するときや、当面の手続き上の休業期限の前などです。後者については、就業規則で職場復帰の手続きに必要な期間が設定されていればそれを目安にすることもできます。「〇〇ごろに様子を知らせてほしい」と約束しておくと、そのころに本人から連絡がくるでしょうし、仮に連絡がこなければ、連絡がくることになっていたがこなかったということで、マネジャーの方から連絡をとりやすくなります。

　休業に入った最初のころは状態が落ち着かないことも多いので、連絡を取り合うことは避けたほうがよいでしょう。ただし、当面の休業期限が「2週間」「1カ月」といった場合、さまざまな気遣いをしてしまうかもしれませんが、期限の前の時期を目安に連絡を取り合い、様子を確認す

る必要があります。いくら事前に説明をしても、本人は、すぐにでも職場復帰できる、あるいは、職場復帰しなければならないと思い込んでいる可能性もあるので留意してください。

　上位者、人事労務部門の担当、産業保健スタッフと連携することで、本人にとってより負担の少ない状況確認ができ、本人の回復に向けた効果的な支援ができます。

（2）回復のプロセスに応じた取り組み
❶休業中の状態や気持ちの推移
　病気の特徴や本人の性格傾向・行動傾向、本人を取り巻く状況によって、休業中の状態や気持ちの推移や回復中のプロセスは異なります。病気の特徴については第3章に詳しく述べていますので、参照してください。

　状態や気持ちの推移をみるとき、次に挙げる4つのタイミングが参考になるでしょう。

a. 休み始めたころ
　長い間休業の決断ができず、ようやく休めるようになった人にとっては、突っ張っていた気もちがゆるみ、一時的に体調が悪化する場合もあります。申し訳なさ・罪悪感、空虚感・虚脱感、仕事・職場のことが気がかりになる人も多くみられます。

　早い段階で休業に入れた人、自主的に休業に入る決断をした人にとっては、比較的スムーズに休業そのものに馴染めることもあります。申し訳なさ・罪悪感をもつ一方で解放感やリセットできるという感覚をもったり、自分の状況への納得感も得やすいようです。

　とにかく休養、治療に専念できるように支援します。

b. 休み始めてから1ヶ月くらいの間
　休業に入る時点で重症化している人の場合は、体調のいい時期と悪い

時期の差が大きくなり、昼夜逆転してしまうことも多いようで、状態の推移から本当によくなるかどうか、自信がもてなくなったりすることもあります。一方で、1カ月ほど経つと、申し訳なさ・罪悪感を強くもっていた人もようやく休むことを受け入れ始め、体調回復に専念しようという気持ちになれる時期でもあります。

　早い段階で治療に専念できた人は、1カ月ほどの加療・休養で、回復の兆しや手ごたえを感じ始めることも多いです。

　様子を確認するなかで、マネジャーとしても本人の状態の推移に一喜一憂しないでください。

c. 手続き上の休業の期限（区切りの時期）

　診断書に記載されている期間は、「ひとまず」治療に専念する期間を示したものだと考えましょう。その診断書に基づいて手続きをした休業の期限も「ひとまず」の期限であり、そのまますぐに職場復帰ができるわけではないことを、休業時に本人にも説明をします。

　いずれにしても、それはさまざまな意味で、区切りの時期といえます。この区切り感が、いい刺激になることもあれば、逆の場合もあります。

　それまで徐々に回復傾向を示していた人でも、期限を意識するあまり、一時的に体調が悪化する場合があります。また、ある程度体調が落ち着いているようにみえていても、この時期の状態を見て、職場復帰できる状態かどうか判断するということで、わざと元気になったように振舞う人もいます。

　緊張感、義務感などを持ったり、自分は怠けているだけではないかといった疑問がわいてきたりする一方で、まだ休んでいたいといった気持ちが出てくることもあります。

　つまり、この時期は状態も気持ちも揺れやすい時期といえるでしょう。一見、体調が回復しているように見えても、それが一時的なものにとどまらず、継続できるかが重要なポイントです。本人、職場とも焦らず、じっ

くりと推移をみたうえで、次の行動を決める必要があります。

d. 職場復帰を考える時期

　本人にとっても、体調も比較的安定してきていて、日常の生活においては問題なく過ごせる日も多くなってきています。安心感や自信、職場復帰への期待感などが少しずつ出てきている反面、職場に戻ることでまた悪くなってしまうのではないかといった緊張感、不安や恐怖などが生じることもあります。

　時期的には、休業の2つ目の目的である「就業に耐えうるレベルまで心身の状態への回復」をこれまで以上に促し、確認するタイミングです。マネジャーとしては、本人の当事者意識を育み、本人が厳しい局面である職場復帰に向かえるように自覚を高め、主体的に職場復帰に臨めるように支援していきます。

　本人としても、マネジャーの態度や言動にこれまで以上の厳しさを感じ、驚くこともあるかもしれません。一方、マネジャーとしても正念場となります。職場復帰がゴールではなく、その後も生活を続けていくという長期的な視野をもち、本人とも率直に話し合う必要があります。

❷確認する内容

　体調・気分・好不調の様子、生活のリズム（睡眠の様子、食事の内容や頻度、日中の過ごし方など）、通院・服薬の有無、家族との関係などを確認します。本人への連絡のたびに上記項目を確認しておくことで、休業中の本人の状態や状況の推移を把握することもできます。なお、ここで確認している内容は、職場復帰後の本人の状態把握にも役立ちます。

　体調については、単に、良い・悪いということだけでなく、休業前に訴えていた不調症状の具体的な様子、また、さらに他の違和感の有無、あればその程度を聞きます。気分についても、同様に聞いていきます。

　そして、体調・気分の両方が関わってきますが、前回様子を聞いたと

きから今までの好不調の移り具合、本人の体調や気分がよいときの様子、逆のときの様子、また、その周期など、つまり体調や気分の"波"の様子がどうかということを聞きます。通常、私たちの体調や気分の状態は一定に推移するものではなく、各自の周期で上下し、いわば"波"の様相を呈します。どれだけ元気なときでも、ある程度の山・谷があるということです。体調が思わしくない人は、その"波"の幅がふだんより大きかったり、偏っていたりしますので、その場の様子だけでよしあしを判断するのではなく、その推移をみてください。

　生活のリズム（睡眠の様子、食事の内容や頻度、日中の過ごし方など）は大切です。時期や状況によって、本人に伝えるべきことは変わります。様子を確認するように、価値判断抜きに聞きます。とくに、睡眠のリズムは体調回復にも大きく影響します。起床時間、就寝時間、昼寝の時間帯、眠気の程度と同時に、日中、どのように、何をして過ごしているかを聞いてください。

　体調回復のためにきちんと通院・服薬しているかどうか直接的な問いかけと、今の本人の状態を主治医がどう言っているか、処方はどうかといった間接的な問いかけもできます。体調回復には長期的な服薬が必要ですので、本人が独自の判断で、通院するのをやめたり、服薬量を調整しているようであれば、その事情を考慮しつつも、主治医に相談するように促してください。仮に、服薬に抵抗がみられる場合は、その背景にある気持ちを聞き出したいところです。

　また、家族との関係は、体調回復から職場復帰、またその後にも影響する要因となります。それぞれの家族事情もありますので、そのよしあしの価値判断をしないよう注意しながら聞いてください。家族にも、世間体や親戚の目といったプレッシャーがあり、さまざまな感情を抱いていることがあります。本人を心配する気持ちはありながらも、意図しなくとも、結果として本人に対してプレッシャーをかけていることもあり得ます。本人の状態や会社のバックアップ態勢について家族の理解が得

られていないが故に、本人が家族から余計なプレッシャーを受けている場合は、適宜、家族に対して説明をすることが大切です。

　それ以外にも、本人がどう過ごしているか、どのようなことを考えているかなどを聴けるといいでしょう。前項でも述べたように、さまざまな要因により、回復状況は人によって異なります。一方で、回復の様子から本人を取り巻く環境要因や性格傾向・行動傾向などを把握することもできますので、地道に情報収集するつもりで、休業中の様子を確認してください。

❸体力回復への取り組み

　職場復帰を考え始めたころからは、とくに、体力作りを重点的に行うよう、部下に促すことをお勧めします。

　職場復帰後、さまざまなストレスにさらされますが、それを乗り切る土台は体力です。休業中、横になって安静にしていた期間もありますし、あまり身体を動かさないために、筋力が大幅に低下していることもあります。

　日常生活を行う上での十分な体力があっても、職場で仕事をする上での体力が不十分であることはよくあって、それが負荷の元になったりします。つまり、日常生活を行う上で使う体力と職場で仕事をする上で使う体力の程度には、かなり大きな差があるものなのです。

　急に激しい運動をすると膝や腰に負担がかかりすぎて、身体を痛めてしまうこともありますから、ストレッチやウォーキングなど、緩やかに身体を動かすことから始めます。鍛えるというよりは、失った体力・筋力を取り戻すように心がけるのです。地道で単調な取り組みですから、嫌気が差すこともあるでしょう。しかし、それすらできないようでは職場復帰後の長い仕事生活などできません。

(3) 家族との連携

　本人の様子を把握するにあたり、家族からの情報はかなり有効です。本人の自己評価だけでは偏ったものになってしまうからです。それは決して本人の自己評価を疑うということではなく、様々な視点からの情報を得ることで、客観的な判断を導き出すということです。

　また、家族が抱いている不安や心配事なども積極的に聞きます。もちろんマネジャーとして対応できることとできないことがありますが、家族としては思いの内を吐き出すだけで、不安や心配が軽減することもあります。また、そのプロセスが家族との信頼関係を導き出す上でより重要なものとなります。

　ただし、家族といえど、本人のプライバシーへの配慮は必要です。家族と情報交換をすることについて、事前に、本人の同意を得ておくことは大切です。

(4) キャリア形成の視点、展望

　本人の病気の特徴や経緯がどうあれ、休業の期間は、自分のキャリアをふり返り、今後の生き方を考える上で貴重な機会となります。

　治療と回復のプロセスにおいて、ある程度状態が落ち着いてきたら、本人としても、今後、症状が再燃・再発しないために、また、職場へのよりスムーズな再適応を進めるためにどうするかについて考え始めることが必要になります。そのための方法の1つが、病気の発症要因、病気や仕事に対する自分の姿勢や考え方などについて振り返ることです。慣れ親しんだ自分のスタイルを変えることは難しいことですが、病気というつらい体験をしたときだからこそ、自分の姿勢や考え方を振り返り、自分のスタイルを柔軟にすることもできるチャンスといえます。それはとりもなおさず、自分のキャリアをいかに形成していくかということにつながります。

　職場復帰を目指す人の中には、職場復帰することそのものに着目し、

その後の仕事をどう続けていくか見えづらくなっていることが少なくありません。「職場復帰」という関門の突破がゴールではありませんから、その先、どうやって生活していくか、どう生きるかということも含めて職場復帰を考えてもらえるように、支援していきます。

（5）休業延長を何度も繰り返し、休業が長期化する背景にあるもの

休業規程の内容にもよりますが、休業の最長期間（身分保障の期間）が年単位で設けられている会社もあります。ときには、休業延長の手続きを繰り返し、休業期間が、その最長期間（近く）まで延長される場合や、傷病手当金が給付される最長期間（近く）まで延長される場合もあるでしょう。そういった場合は、会社・職場側、本人側の双方の事情がからんでいます。

会社・職場側の事情としては、たとえば、休業中の部下と定期的な連絡をとらず放置している場合など、会社・職場が本人の休業開始時・休業中の支援を怠っていることが挙げられます。放置の原因として、主に次のようなことが考えられます。

ア．休業中の部下への支援に対する意識が薄い
イ．会社・職場が、休業中の部下に連絡してはいけないと思い込んでいる
ウ．休業中の部下に連絡をする役割分担などができていない
エ．忙殺されているなどの理由で、本人への連絡が後回しになっている
オ．何らかの理由で休業中の部下に連絡することを躊躇している
カ．「休業1カ月」を繰り返すなど、手続き上の休業期間の設定が短すぎる（体調に応じた休業期間の設定ができていない）
キ．「完治」してから職場復帰しなければならないといった思い込み・誤解がある

ク．意識的、無意識的に休業中の部下を職場復帰させたくない思いや考えがある

　すべてに当てはまることはないとしても、何かしら思い当たるものがあるのではないでしょうか。休業延長がくり返されていたとしても、妥当な理由があるのであれば問題はありません。何気なく、気がついたら、休業期間が最長期間（近く）まで延長されていた、傷病手当金が給付される最長期間（近く）まで延長されていたといった事態は、会社・職場の損失も増大し、歓迎できることではないでしょう。
　一方、本人側の事情としては、職場復帰に向けた意欲が高まらない、意思が固まらない、そもそも体調がよくならないといったことが挙げられます。その背景にあるものとしては、主に次のようなことが考えられます。

ア．当事者意識が欠如していたり、他力本願的な考え方のままでいる
イ．体調回復に向けて自分がすべきこと（睡眠、食事、生活のリズムづくり、体力づくりなど）ができていない
ウ．「休業１カ月」を繰り返すなど、手続き上の休業期間の設定が短すぎる（体調に応じた休業期間の設定ができていない）
エ．「完治」してから職場復帰しなければならないといった思い込み・誤解がある
オ．仕事・職場への不安、恐怖などがあり、意識的、無意識的に仕事に戻ることを避けている
カ．意識的、無意識的に体調が安定し生活サイクルが元に戻ることへの恐怖感がある
キ．家庭内で、なんらかのトラブルがある

　もちろん人によって事情は異なりますので、疑心暗鬼になる必要はあ

りません。本人を支援する際に、上記のことを心に留めておくことで、部下への対応が柔軟になります。しつこいようですが、マネジャーはあくまでサポーターですので、本人の当事者意識をいかに育むかということを念頭にして支援してゆくことが望まれます。

コラム❹

疾病利得

　疾病利得とは、その名のとおり、疾病によって得るメリットのことで、一次疾病利得と二次疾病利得があります。
　身体的症状、精神的症状を伴う病気は「苦痛」「不快」であり、多くの人が回復して元気になりたいと思うことでしょう。しかし、生活していくうえで、「苦痛」「不快」の元は病気だけではありません。心理的な葛藤に直面することなども私たちにとって「苦痛」「不快」の元です。
　症状を呈していることで、症状そのものの苦痛・不快に目一杯になり、生活していくうえでの苦痛・不快な状況に「向き合わなくてすむ」というメリットを一次疾病利得といいます。これは、かなり無意識的なプロセス、こころのメカニズムのうえで生じているといわれています。
　さらに、症状が出たことによって「現実的、具体的な結果」として得られるメリットを二次疾病利得といいます。たとえば、会社を休める、難しい仕事を担当しなくてすむ、周囲の人に優しくしてもらえるといったことです。最初のうちは無意識的であっても、メリットの内容や程度が症状の「苦痛」「不快」を上回ってくると、症状が長期化していく危険性も潜んでいます。
　利得、メリットというと勘違いしやすいですが、長い目で見ると、周囲からの信頼を失ったり、心身の状態が回復しなかったりして、結果的に本人にとってデメリットになることは間違いありません。メンタルヘルス不調の症状を呈している本人にとっても、「疾病利得」のメカニズムに飲み込まれてしまう危険にさらされていますが、本人が当事者意識をもって取り組むこと、サポートする側が「基準」を原則として対応することで踏みとどまるチャンスが増えます。

第3節
職場復帰時およい職場復帰後の支援

1 職場復帰前の支援

（1）職場復帰の可否判断・決定の主体

　休業者の職場復帰の可否は、主治医ではなく事業者（人事労務部門、職場のマネジャーら所定の責任者）が判断・決定します。

　職場への復帰が可能という判断が記された診断書があって、ようやく職場復帰を具体的に考えることができるようになります。それは、日常の生活がだいたい問題なく送れるようになってきているということを示す主治医の診断であり、休業する第1の目的である「体調の回復」についてはある程度達成できていると解釈できます。

　しかし、第2の目的である「就業に耐え得るレベルまでの心身の回復」が達成できているかは、まだ判断できません。職場復帰とは、自宅近辺でストレスの少ない状態から、多くの時間を、いわば戦いの第一線である職場で過ごすという、本人にとって大きな変化に直面してゆく大イベントなのです。かなり高いハードルと言っていいでしょう。流れに乗っ

表6 ■「情報の収集と評価」の具体的な内容例

内容	詳細（例）
労働者の職場復帰に対する意思の確認	労働者の職場復帰の意思及び就業意欲の確認 職場復帰支援プログラムについての説明と同意
産業医等による主治医からの意見収集	
労働者の状態等の評価	治療状況及び病状の回復状況の確認 ➡今後の通院治療の必要性及び治療状況についての概要の確認 ➡業務遂行（自ら自動車等を運転しての通勤を含む）に影響を及ぼす症状や薬の副作用の有無 ➡休業中の生活状況 ➡その他職場復帰に関して考慮すべき問題点など 業務遂行能力についての評価 ➡適切な睡眠覚醒リズムの有無 ➡昼間の眠気の有無（投薬によるものを含む） ➡注意力・集中力の程度 ➡安全な通勤の可否 ➡日常生活における業務と類似した行為の遂行状況と、それによる疲労の回復具合（読書やコンピュータ操作が一定の時間集中してできること、軽度の運動ができること等） ➡その他家事・育児、趣味活動等の実施状況など 今後の就業に関する労働者の考え ➡希望する復帰先 ➡希望する就業上の配慮の内容や期間 ➡その他管理監督者、人事労務管理スタッフ、事業場内産業保健スタッフに対する意見や希望（職場の問題点の改善や勤務体制の変更、健康管理上の支援方法など） 家族からの情報 ➡可能であれば、必要に応じて家庭での状態（病状の改善の程度、食事・睡眠・飲酒等の生活習慣など）についての情報
職場環境等の評価	業務及び職場との適合性 ➡業務と労働者の能力及び意欲・関心との適合性 ➡職場の同僚や管理監督者との人間関係など 作業管理や作業環境管理に関する評価 ➡業務量（作業時間、作業密度など）や質（要求度、困難度など）等の作業管理の状況 ➡作業環境の維持・管理の状況 ➡業務量の時期的な変動や、不測の事態に対する対応の状況 ➡職場復帰時に求められる業務遂行能力の程度（自動車の運転等危険を伴う業務の場合は投薬等による影響にも留意する） 職場側による支援準備状況 ➡復帰者を支える職場の雰囲気やメンタルヘルスに関する理解の程度 ➡実施可能な就業上の配慮（業務内容や業務量の変更、就業制限等） ➡実施可能な人事労務管理上の配慮（配置転換・異動、勤務制度の変更等）
その他	職場復帰支援に当たって必要と思われる事項 治療に関する問題点や、本人の行動特性、家族の支援状況など職場復帰の阻害要因となりうる問題点

ていればうまくいくような、簡単なものではないのです。

　したがって、休業の第1、第2の目的を念頭に、休業中の状態の推移をふまえ、関係者の複数の視点をもって、休業者の回復の程度を確認していきます。また、複数の面談を実施するプロセスを通して、高いハードルである職場復帰に向かう本人の当事者意識をさらに高めていくことも必要です。

　職場復帰の判定の主な根拠として、「心の健康問題により休業した労働者の職場復帰支援の手引き」（厚生労働省）の「情報の収集と評価」の内容を示します［表6参照］。

　これらの内容について確認したうえで、事業者（人事労務部門、職場のマネジャーら所定の責任者）が、総合的に職場復帰の可否を判断・決定します。場合によっては、本人から主治医の「就労可能」の診断書が提出されていても、総合的な判断により「不完全な労務提供」の受領拒否をする、つまり職場復帰不可の決定をすることもできることを覚えておいてください。

(2) 受け入れ職場（職場復帰先）

　職場復帰は、復帰する本人だけの課題ではなく、受け入れる職場の課題でもあります。受け入れ職場のメンバーにも目を配り、本人を迎え入れる準備を進めます。

　復帰先は、原則として元の職場が望ましいといわれています。それは、職場復帰時の急激な変化の影響を緩和するという観点からです。別の職場に移ると、新しい仕事を新しい人間関係のなかで始めることになり、変化の程度はかなり大きくなります。ただし、元の職場に本人の病気の発症の大きな要因があると認められるときは、異動も選択肢に入れます。

　最近、経済情勢の悪化が原因で、組織再編を行う企業も多くなっています。また、経営方針で、規模の大小を問わず、定期的・非定期的に組

織変更がなされ、「元の職場」の見通しが不安定になったり、場合によっては「元の職場」がなくなったりすることもあり得ます。本人の状態、キャリア形成などを考えることはもちろんですが、本人の意向や希望を必ずしも100％受け入れる必要はありません。職場の事情も考慮したうえで、復帰先を決定します。

　復帰先が決まれば、本人、受け入れ職場のメンバーの両者に対し、より具体的な対応ができます。

　本人に対しては、復帰する職場の現状（業績の動向、雰囲気、当面の仕事内容、主に関わるメンバーの状況など）を説明します。本人には現実場面として受け止め、心積もりをしてもらう必要がありますから、ある程度、「現実」を提示するという姿勢で率直に伝えたほうがよいでしょう。そのうえで、生じる不安や気がかりなことなどを話してもらい、対応すべきことを洗い出し、さらに準備を進めます。

　一方、受け入れ職場においては、メンバーへの心理教育★、本人にやってもらう仕事の用意、また、適宜必要な情報共有など、受け入れ準備を進めます。なお、本人の病気の特徴やこれまでの経緯、本人の当面の業務スケジュール、職場で行う配慮など、ある程度の情報を、受け入れ職場のメンバーや仕事上の重要な関係者に伝えることで、メンバーや関係者の協力を得られやすくなります。もちろん、情報をメンバーや関係者と共有するためには本人の同意が必要となりますので、その意味合いやメリット・デメリットを本人に説明し、情報開示の範囲について話し合うとよいでしょう。

★──当事者、周囲の人々に対し、病気のこと（発症のメカニズム、症状、回復に必要なことなど）、発症に関わりやすい性格傾向・行動傾向など、本人の職場復帰に向けて必要な対応などについて教育することをいいます。職場復帰時〜職場復帰後の局面では、ケースバイケースの側面が大きいですが、基本的なことについて正しい理解をしておくことで、とるべき対応をとりやすくなります。

(3) 職場復帰に向けたプロセス、ステップの確認
　（本人・家族、マネジャー・職場）

　職場復帰時およびその後のフォローのしかた、プロセスやステップ、おおよそのスケジュールなどについては、職場復帰前に、本人・家族、マネジャーや人事労務部門の担当など、関係者で話し合い、取り決めた計画をもとに進めます。

　計画の策定にあたっては、「心の健康問題により休業した労働者の職場復帰支援の手引き」（厚生労働省）に挙げられている「職場復帰支援プランの作成」の際に検討すべき内容を示します［表7参照］。

表7 ■「職場復帰支援プランの作成」の際に検討すべき内容

検討すべき内容	詳細
職場復帰日	
管理監督者による就業上の配慮	業務でのサポートの内容や方法 業務内容や業務量の変更 段階的な就業上の配慮（残業・交替勤務・深夜業務等の制限又は禁止、就業時間短縮など） 治療上必要なその他の配慮（診療のための外出許可）など
人事労務管理上の対応等	配置転換や異動の必要性 本人の病状及び業務の状況に応じて、フレックスタイム制度や裁量労働制度等の勤務制度変更の可否及び必要性 その他、段階的な就業上の配慮（出張制限、業務制限〈危険作業、運転業務、高所作業、窓口業務、苦情処理業務等の禁止又は免除〉、転勤についての配慮）の可否及び必要性
産業医等による医学的見地からみた意見	安全配慮義務に関する助言 その他、職場復帰支援に関する意見
フォローアップ	管理監督者によるフォローアップの方法 事業場内産業保健スタッフ等によるフォローアップの方法（職場復帰後のフォローアップ面談の実施方法等） 就業制限等の見直しを行うタイミング 全ての就業上の配慮や医学的観察が不要となる時期についての見通し
その他	職場復帰に際して労働者が自ら責任を持って行うべき事項 試し出勤制度等がある場合はその利用についての検討 事業場外資源が提供する職場復帰支援サービス等の利用についての検討

これらの内容を参考に、割り振る業務上の約束事、それぞれの求められる水準やそのおおよその期限について決定し、職場（マネジャー）と本人との間で共有しておくことで、お互いに当面の課題を確認しやすくなります。できれば家族も含めて共有しておくことで、協力態勢も得られやすくなるでしょう。

　なお、p.165～166でも述べたように、目前にある関門のみに焦点を合わせるのではなく、本人のキャリア形成の視点も含めて検討していきます。

2 職場復帰時の支援

(1) 職場復帰をする人の心理特性

　本人、職場とも、慎重に準備をして職場復帰したとしても万全ということはありません。また、職場復帰とはいいますが、本人にとっては、復帰する、戻るというより、むしろ新たに飛び込むという感覚のほうが近いかもしれません。

　周囲からすると些細だと思えるようなできごとが本人にダメージを与えることもあります。本人は、多くの場合、不安、緊張感、後ろめたさといった気持ちを抱きながら職場復帰に臨みます。また、ようやく復帰できたといったある種の達成感を覚え、気が抜けた感じがしている場合もあります。そんなとき、たとえば、本人があいさつをしたのにその場にいた人が返事をしなかった（ように思える）、出社したら自分の机の上が散らかっているのを見た、朝礼（昼礼・夕礼）などで復帰のあいさつをするときに失敗した、パソコンのさまざまな設定をしなおさなければならなかったなどといったことで、最初のショックを受けることもあります。

　復帰前に、起こりうることを想定し、乗り越えるべく心積もりをしていたとしても、さまざまなできごとの重なり具合やショックの大きさによっては、予想以上に疲労することがあります。出鼻をくじかれるといっ

た状況です。また、初日～2日はなんとか乗り切ることができても、3～4日経過してくると予想以上に疲れを実感することが多く、不安感や焦燥感なども増加しやすくなります。また、短時間・短期間は勢いに任せて何かをやれたとしても、体力が追いつかず、その後ダウンするといった、いわゆる息切れ状態を体験することも多く、歯がゆさやもどかしさを感じることも多いころです。

さらに、これまでの分を早く取り戻したい（取り戻さなければならない）、早く戦力として認めてもらいたい（戦力にならねばならない）という思いがあり、一方で、自分ががんばっていることを周囲の人たちにわかってもらいたい（周囲の人たちは理解するべきだ／わかってもらえるはずがない）という思いもあります。闘病中のつらい体験はもうくり返したくない（周囲の人たちがもっとサポートしてくれるべきだ／無理はしないようにしよう）という思いもあります。このように、希望や期待、義務感や要求、ときには被害妄想なども入り混じった精神状態になることもあります。

また、そのときに生じた感覚が、本人の気持ちなのか、症状として現れているものなのかの区別がつきづらいときもあります。たとえば、「不安」にも、気持ちとして生じてくる「不安」や、メンタルヘルスの不調からくる「不安」があり、本人、職場とも、症状がぶり返したのではないかと思うこともあるかもしれません。

つまり、本人の心理状態は、性格傾向・行動傾向なども大きく関わって、揺れ動きやすい時期だといえます。ときには、発症要因にもなっている本人の特徴や傾向がより顕著に現れることもあります。したがって、一時的な状態や状況、言動に注目するのではなく、揺れ動いている程度、その揺れ幅、推移、動きに着目します。休業中から確認してきた本人の様子、状態の変化などともあわせて、ある期間での推移や動きをみていくと、本人の状態をより把握しやすくなるでしょう。

(2) 職場復帰時の支援

　とくに職場復帰時は、「基準(＝就業規則、職場のルール、職場復帰前に取り決めた約束事)」を念頭において対応するようにしてください。本人は前項で挙げたようなさまざまな心理状態や言動を示しますが、過剰な同情心やマネジャーの行動や姿勢のブレは、却って本人の当事者意識を薄れさせる原因になります。

　問題が生じた場合には、事前に取り決めた計画の修正が必要ですので、その都度対応します。この時点でも、第4章で確認した、気づきのポイントと早期対応の初動段階でのポイントを活かします。仮に、計画を修正する際は、マネジャーが独自に行うのではなく、本人・関係者を含め、現状の確認、変更の理由及び変更内容を話し合い、共有してください。

　また、それまで以上に、人事労務部門や産業保健スタッフたち、関係者との連携・情報共有は密に行い、「会社としては一枚岩」の姿勢で取り組むことで、さまざまな事態に対応しやすくなります。本人の職場復帰後の初期段階においては、マネジャーは、自分の他に職場のメンバーの中から、仕事の割り当てに絡めて本人の受け入れ担当者を選んでおくことも有効です。

3 職場復帰後の再適応・再休業予防に向けて

　職場復帰前の段階では、目前の関門を突破することだけにとらわれすぎないように、と述べましたが、職場復帰後、計画に基づいて、とにかく、そのときにすべきことを確実にしていくことが大切です。しかし、職場復帰後数カ月が経過すると、本人、職場とも、日常の多忙さなどのさまざまな事情がからむため、残念ながら、事前に取り決めた就業上の計画が軽視されがちになります。

　マネジャーとしても、「大目に見る」「見逃す」「本人の希望に沿う」と

いったことをしがちになりますが、こういったことは配慮ではなく、「過剰配慮」であり、望ましくありません。なぜならば、過剰配慮によって、回復が妨げられたり、事態が悪化してしまうことが往々にしてあるからです。とにかく、そのときにするべきことを確実にしていくことが重要です。

（1）マネジャー、受け入れ担当者たちによる日々のフォロー

　当面は、職場復帰前に決めた計画をもとに本人をフォローしていきます。ここでいうフォローとは、優しくするということではなく、本人のすべきことができるようサポートしていくことです。なお、フォローする側としては、精一杯フォローしているつもりでも、本人がどう受け止めているかはわかりません。定期的に本人の話を聴く時間を設けることで、よりスムーズにフォローができるようになります。

❶時間管理

　いろいろな約束事がありますが、そのうち、とくに時間管理は丁寧に行い、決められた時間に出社し、退社するよう促します。

　退社予定時間に、職場の他のメンバーが忙しそうに仕事をしているのを目の当たりにすると、後ろ髪を引かれたり、申し訳なさが強まったりして、帰りづらくなることも多いようです。また、本人が、休業する前は当たり前のように1日に数時間の時間外労働を行っていた場合は、他の人たちより早く退社することに違和感があったり、自分もやらなければといった義務感が強まることもあるようです。

　しかし、その時点で本人が重視すべきことは別にあります。たとえば、それが、決められた時間に出社・退社して、職場でのリズムを整えることであれば、さまざまな気持ちが生じるかもしれませんが、居残りはNGなのです。

　また、しばらくの間は、体調の違和感が出やすく、「体調がよくない」

という理由で突発的に欠勤や遅刻することもあります。そのようなときは、体調がどのように悪いのかを確認してください。「体調が悪い」からというあいまいな理由で認めてしまうというのは、過剰配慮です。確かに、フォローする側としては、相手の「体調が悪い」ことをどう受け止めたらいいのか迷い、不安に思ったりします。結果的に大目にみてしまうこともあるかもしれません。しかし、フォローされる側としては、マネジャーや受け入れ担当者に自分の状態について抽象的な言い方ではなく、体調がどう悪いのか、具体的に報告する義務がある、と考えてください。

時間管理をやりやすくするため、フレックスタイム制や裁量労働制といった制度の適用者であっても、職場復帰直後はしばらくの間、一時的に適用から外すことも1つの方法です。

❷業務指示者の限定

復帰後の業務指示はある程度限定された人が行うようにすることで、本人の業務量を把握しやすくなります。本人の事情を知らない人から依頼があったときには、自分の判断で受けるのではなく、業務指示をする人に確認するように伝えておきます。気がついたら、業務量が膨大になっていたということがないよう、留意します。

なお、計画に基づいて業務を行っている状況では、本人から業務指示者に対する報告・連絡・相談がおろそかになることもあります。もともと報告・連絡・相談が苦手な場合もありますので、タイミングややり方などについて助言しておくのも1つの方法です。

また、ある程度業務量が軽減されている場合、就業中に手が空く時間帯も出てくることが予想されます。段階的に業務の内容や質を上げていけるとよいのですが、それほど都合のよい仕事は多くはないのが現実ですから、マネジャーや業務指示者の苦労もひとしおです。最初のころは、少し手持ち無沙汰になることもあるかもしれないということを、予め、本人に伝えておいてもよいでしょう。

しかし、手持ち無沙汰の時間が長すぎると、逆に、本人の体調回復に悪影響を及ぼします。やることがない状態で職場にいるのはつらいものです。自分は必要とされていない、役に立たない、相手にされていないといった無価値感、虚無感が高まる可能性があります。起床の時点で、若干のだるさを感じた時、やることがないから休んでもいいのではといった極端な判断から休むようになることもあります。

❸他の関係者との連携

休業〜職場復帰のプロセスでは、人事労務部門の担当の関わりも重要です。マネジャーが本人へのサポートの主体ではありますが、組織的なバックアップ態勢があってこそ、マネジャーによる適切なサポートが可能となります。また、本人の話を聴く人が複数いることで、一面的な判断・評価になってしまうことを避けることもできます。職場復帰後しばらくの間は、人事労務部門の担当者による本人との定期的な面接を実施することが望まれます。また、産業保健スタッフと協力・役割分担を行いながら、本人の様子を把握していくことも有効です。

本人の受け入れ担当者、本人への業務指示者をはじめ、受け入れ職場の他のメンバーたちへの配慮も欠かせません。マネジャーにもサポートの負担が集中しますが、業務の実際場面においては、本人の身近で本人と関わっている人々にも負担が集中します。協力をお願いせざるを得ない状況ではありますが、本人の休業前・休業中からのサポート態勢が続いていて、協力期間もずいぶん長くなってきています。その都度、本人の状況や今後の予定などの説明、メンバーたちの話を聴くといったフォローをすることが望まれます。負担の程度や状況によっては、メンタルヘルス不調へとつながる危険もありますので、要注意です。

❹職場環境などの評価と改善

マネジャーとしては、本人への支援もさることながら、部下のメンタ

ルヘルス不調を1つの機会ととらえ、職場環境などの評価と改善に取り組んでいくことが望まれます。

　メンタルヘルス不調はさまざまな要因が複雑に絡み合って発生し、職場要因もその範疇にあります。ストレスフルな状況を自分たちの努力だけで改善しづらい状況なのであれば、その実態がどうなのかを把握し、また、職場におけるストレス緩和のための「職場としてのストレス耐性」を高めていく必要があります。

(2) 本人の取り組み

　職場は本人の職場復帰をさまざまな形でサポートします。そして、そのサポートに応えるべく、本人としては、自分のやるべきことをやっていきます。

　まずは、セルフケアの努力と病気の再燃・再発予防を考えます。

　メンタルヘルス不調に限らず、病気には再燃・再発の可能性がありますので、メンタルヘルス不調を極端に恐れる必要はありません。しかし、本人にとっては、一度かなり苦しくつらい体験をしてしまったために、ちょっとした疲れや気分の落ち込みといった、日常よく体験するレベルの心身の変化に敏感に反応しすぎ、結果的に必要以上の心理的負荷を自分にかけてしまうこともあります。つまり、自分自身の受け取り方や捉え方が原因で、体調を崩してしまうこともあるのです。

　なお、本人の話を聴いてみて、予め決めておいた約束事を守らなかったことで、疲れや気分の落ち込みが生じた場合は、改めて約束事を守るよう促すことが必要です。

　体験するできごとと心身の反応の出方や程度や推移などについて、一喜一憂しすぎず、当面は計画を元に、さらなる体力づくり、生活のリズムづくりを淡々と進めていくことが大事です。

　また、休業中からの取り組みになりますが、今回のメンタルヘルス不調の発症のさまざまな要因のうち、本人に関する要因についての整理・

改善を本人なりに進めていくことを支援します。たとえば、第3章で確認した、ストレスの影響を受けやすい性格傾向・行動傾向のなかで、本人の特徴に当てはまるものがある場合には、それらについて吟味することも有効です。当てはまりの程度によっては、それらの特徴を多少柔軟にするように努めることも必要です。これは容易なことではありませんが、産業保健スタッフと連携することでやりやすくなることもありますので、適宜、役割分担、情報共有を行ってください。

(3) 区切りの時期は要注意

　前項で、日常のちょっとした心身の調子の変化に過敏に反応してしまう人の例を挙げました。一方で、「喉元過ぎれば熱さ忘れる」ということわざのように、職場復帰後、半年～1年ほどが経過してくると、セルフケアへの努力や自分自身の性格傾向・行動傾向にある不調の発症要因への取り組みがなおざりになってしまう人もいます。それどころか、決めた約束事すら守らないこと、自分の状態について素人判断をして勝手に通院や服薬をやめていたということもあります。惰性とも思える日常のなかでくさびを刺すように、ときおり本人にやるべきことを思い出させるような働きかけも望まれます。

　また、区切りの時期にとくに気持ちが揺れやすくなることが多いことに留意してください。たとえば、人事評価の時期、復帰して半年、1年などの本人なりに区切りのよいタイミング、年度・四半期の切り替わりの時期、GW・夏季休暇・年末年始休暇など長い休暇など、ある種の区切り感を持ちやすく、本人としても「心機一転」と勢い込みやすい時期があります。自分を内省する機会を持てることはよいのですが、一方で、焦りも出やすく、ときどき無謀とも思えることをやってしまうこともありますので要注意です。さらに、区切りの時期は、「変化」の時期ですから、変化の影響を受けやすい状況でもあるという意味で要注意です。

　人事評価、賞与支給のタイミングも注意したいところです。評価や自

分のアウトプットなどからある程度予想はしていても、実際に賞与の明細（額面）を見て、「少ない」ことで落胆したり、生活面での不安が強まることもあります。こういう反応は、ありうることです。しかし、事実は事実として提示し、その後のサポートでフォローしていきます。ときどき、本人なりにがんばっているから、ショックを与えたくないから、本人が落ち込むからといって、人事評価の内容を"考慮"すべきという意見をマネジャーから聞くことがあります。人事評価の原則に立ち返ってみるとどうでしょうか？　そのときは「よかれ……」と思ったことであっても、いったん歪めてしまった基準は簡単には元に戻せませんし、また、結果として本人にとってもマイナスになることもありますので、よくよく冷静に考えてみる必要があります。

　なお、本人が通院や服薬を独断で（主治医と相談することなく）やめてしまうことも、こういった区切りの時期に多くみられる特徴です。しかし、服薬に関する勝手な判断は、病気の再燃・再発の危険が一気に高まる要因ともなります。通院や服薬を継続すること、減薬は主治医の指示に従うことを指導してください。

　職場復帰がゴールではないということは、本人、職場の両者にとっていえることです。病気の再燃・再発の可能性も念頭におきながら、体調を維持し、仕事をし続け、生活を続けていくことが課題です。つまり、真のゴールはまだまだ先にあり、職場復帰は再出発にすぎません。

　くり返しますが、メンタルヘルスケアはマネジメントの一領域です。メンタルヘルス不調の部下の対応で迷いが生じたときには、マネジメントの原則に立ち返ると、皆さんなりの回答が得られることでしょう。いずれにしても、息の長い取り組みとなりますので、独りで抱え込まずに、使える資源のありかを予め把握し、それらを有効にかつ十分に活用してください。

第4節
組織的な体制・取り組みが不十分だと感じられるとき

　第4章、第5章と、メンタルヘルス不調をきたした部下への対応について、症状の軽い時期から段階的に確認してきました。途中で何度も述べたように、マネジャーとして適切な対応をするためには、独りで抱え込まずに、自分を大事にしながら、適宜、周囲のサポーターと協力態勢をとっておくことが望まれます。

　しかし、実際のところ、社内のメンタルヘルスケア体制が整っていない、あるいは、自社の人事労務部門や上位者のメンタルヘルスケアに対する意識が低い、周囲の理解が得にくいといったマネジャーの声もよく聞かれます。結果的に個々のマネジャーに多くの負担が集中してしまうこともあり得ます。そういう状況でも、実際にメンタルヘルス不調をきたす部下がいれば対応せざるをえず、孤立感、閉塞感、疲労感が増すことがあるかもしれません。

　組織的な体制や取り組みが不十分だと感じられるとき、どうしたらよいのでしょうか？

「あきらめないで」ということをお願いしたいのです。状況に直面し、具体的に対応しているマネジャーの皆さんが、もっとも社内での現実に即した問題意識を持ちやすいものと思われます。その時点では限界もあるでしょうが、限界はあろうとも、身近で自分が関与できることを行い続け、現実的で、実際的な提案を行い続けてほしいのです。それが全社的な体制づくり・取り組みへの一歩につながっていくでしょうから。

その点についての考え方は、第2章の最後でも述べていますので参考にしてください。

第**6**章

生涯発達と
メンタルヘルス

人は誕生から死に至るまで、誰もが生涯にわたり発達を続け、そして一生を終えますが、その死に至る過程では、様々な人生の出来事（ライフイベント）に遭遇します。人生のある時は、温かい幸せを感じることもあれば、また、別の時には、思わぬ出来事に遭遇し悲しみや苦しみの感情体験をすることもあります。このように、それぞれのライフステージに起きる出来事に影響を受け、人の心は右に左に揺れ動き、安定と不安定を繰り返していきます。すなわち、ライフステージ毎に遭遇する出来事によって、メンタルヘルスはさまざまな影響を受けることが考えられます。ここでは、こうしたライフステージのイベントを例に挙げながら、メンタルヘルスについて考えてみましょう。

第1節
人間の発達は安定と不安定を繰り返す

1 自分を再生するための好機

　生涯発達心理学は、人は死ぬその日まで生涯にわたって成長・発達する存在であると考えています。これは、決して背が伸びるなど外面的な成長（量的な成長）ではなく、内面的な成長（質的な成長）を意味しています。年齢を重ねるということは必ずしもマイナスではなく、年齢を重ねることによって人は人間的に磨かれ、「内面的な輝きを増す存在となる」と考えられています。

　しかし、人間の発達は右肩あがりに一直線に上昇するものではありません。右に揺れ、左に揺れ、時には不安定になり逆戻りするようなことも往々にしてあるのが、人間の発達です。すなわち、発達過程では人は安定と不安定を交互に繰り返し発達していくと考えられます。しかし、こうした不安定期には誰もが「自分はこのままでよいのだろうか」と不安になり、自分を新たに見つめなおすことになります。つまり、こうしたライフステージ上の不安定期は、むしろ自らをもう一度見なおし「再

生するよい機会」であるともいえます。言い換えれば、心が不安定になる「危機」は、新たな自分を再生するための「好機」であるといえるでしょう。

2 質の高い安定への過程

　私たちはライフステージに応じて、多様な予期せぬライフイベントに遭遇し、心は揺さぶりをかけられ、不安定になることが多々あります。このように、たとえ不安定になるようなことがあったとしても、それは人間の発達プロセスの一般公式であり、このプロセスを乗り越えることによって、初めて人は人間としてさらに成長するとも言えます。

　不安定期には、いったん立ち止まり自分を見つめなおし、自らを再生することによって、自分を安定させることによって人は成長しますが、その新たな安定の質は、その直前の不安定期以前の安定と比べてより質の高い安定へと向上し変化しているはずです。ですから、心が不安定になった時（危機）には、新たな自分を作り直すよいチャンス（好機）であると捉えなおすことも可能です。

　それでは、発達の順番に発達の節目に起きがちなライフイベントとそれに関連する心理的な問題を見てみましょう。

第2節
ライフイベント（人生の出来事）とメンタルヘルス

1 就職：若者のメンタルヘルス

（1）就職活動とインターネット

　最近のカウンセリングにはさまざまな問題を抱えた若い人達がやってきます。特に新入社員は入社後の6月頃から夏にかけて、次のような悩みをカウンセラーに持ち込みます。「会社を辞めたい、思っていた会社と違う、自分がやりたい仕事ではない」「会社を辞めたい、親が勧めた会社だったが、自分には仕事が合わない」「上司と合わない」などさまざまな相談があります。

　最近の学生の就職活動を特徴づけているのは、インターネットです。インターネットであらゆる就職情報を検索し、インターネットを通じてエントリーシートを送り、志望表明するのは当たり前になっています。以前のように、自分の足で歩き、人に会い自分の目と耳で直接情報を収集し、確認する作業は少なくなりました。自宅や大学のパソコンから、簡単に企業にアクセスし多様な間接情報を得ることが出来る時代になり

ました。しかし、そこに大きな落とし穴が存在していることに気づいていません。つまり、こうしたインターネット情報はあくまでもその会社の一部の情報に過ぎません。若い人達はその情報を丸ごと鵜呑みにし、自分勝手に会社のイメージを創りあげてしまいます。

(2) 入社はしたけれど

このため、若者は入社してから「こんなはずではなかった」とインターネット情報と実態とのギャップに悩み落ち込むことになります。これを「reality shock；リアリティ・ショック」★といいますが、こうしたショックを受ける新入社員が多いのが最近の傾向です。たとえギャップがあっても、自らを現実に合わせて調整し、職場に適応しようとする努力をしないことも、最近の若い人の特徴です。そして、周囲に自ら疑問を投げかけたり、積極的に質問をし、問題を解決しようと自分から情報発信する力が弱い点も若い人の特性です。このため、ひとりで問題を抱えて悩み、うつ状態になったり、「会社を辞めたい」という結論に至ります。

また、最近は子どもの就職に親の関わるウェイトが増してきています。親は「この会社がいい、この会社に決めなさい」などと口を出しています。特に、親孝行で親を喜ばすことに気をつかう優等生タイプの若者は、親の言いつけをそのまま受け入れる傾向があります。これは、親に対し大きな反抗もせず「いい子」で育ってきた若者に見られる特徴です。しかし、実際入社してみると「何か自分がやりたいことと違う」と、初めてそこで自分のやりたいことと現実のギャップに気づくことになります。親に本当のことを言えば親ががっかりするだろうと思うと、ありのまま親に打ち明けられず、一人で問題を抱えて悩みだします。

★──自分が想像やイメージしていたものと現実があまりにも異なる状況に遭遇し、心理的にショックを受け、うまく現実に対応できないこと。

(3) 最近の若者の傾向

　最近の若い人達は、新たな環境に慣れるまで時間がかかります。対人関係に敏感で、周囲や相手から「どのように思われているか」をとても気にします。メール交換で主に情報をやりとりして育ってきたため、対面コミュニケーションの中で、自分の気持ちを相手に伝えていくことが苦手です。また、職場で上司や先輩などが忙しそうに見えると、自分が話しかけ分からないことを質問することで時間をとらせ、迷惑と思われるのではないか、うるさいと思われるのではないか、などと気にする繊細な面があります。このため問題を抱えていても、自分からなかなか職場の人に相談ができないという特徴を共通してもっています。

(4) 職場での若者への対応

　職場ではこうした最近の若い人達に対し、積極的に声をかけ、彼らが話しやすい環境をつくってあげることが必要です。そして、一人で長期に問題を抱えて悩むことのないように、話すチャンスをこちらからつくってあげることが大切です。若い人が安心して話せる、相談できる職場環境づくりをすることが、職場への定着を促しメンタルヘルス不調を予防する要因の1つとなります。

　そのためには、日ごろから若い人に関心をもち、よく観察し、タイミングよく声をかけ、コミュニケーションを積極的にとることを心がけることが欠かせません。そして、問題を抱えて悩むような時には、ありのまま相談できる人が職場にいる安心感をもたせることが必要です。

2 異動：若年期のメンタルヘルス

(1) 異動のショックと不安

　入社後5、6年頃になると、次の部署に異動させ新たな業務を担当させるなかで、その若い社員の適性を試し、今後の人材としての育成計画

とキャリアの方向性を考える材料とします。

　入社後5年ほど経ち、せっかく慣れてきた部署から新たな部署への異動時には、さまざまな複雑な心理が動きます。現部署の業務にやりがいや楽しみを見出し、上司を初めとして職場の先輩や同僚との人間関係もようやく築けたところでの異動は、本人にかなりのショックを与えます。

　特に、異動先がまったく意外な部署であり予想外の部署である場合には、その動揺はなおさらです。不安な心理が大きく働き、また新たな部署でうまく馴染むことができるのか、言葉には出さないまでも心の中は不安で一杯になります。

　若い人の極端な反応としては、その部署へ異動するのであれば、「会社を辞めたい」と言い出すこともあります。こうした場合には、「辞めることはいつでもできますよ。何でもやってもみないうちに結論を出さずに、とにかく挑戦してやれることころまでやってみませんか。それでも、どうしてもダメなら、一緒に再度考えましょう」と話してみるといいでしょう。

　こうした不安の心理は、これから先が予測できにくい場合や、見通しがたたない場合に起こりやすい感情です。「いったい、これから自分はどうなるだろう」と、この先の見通しがきかない状態となり、白い霧の中でぼんやり立ちすくんでいるような状態です。しかし、新たに異動する先の部署に知っている人が一人でもいるような場合には、不安の中でも見通しがきく大切な要因となり、若い人にとっての安心材料となることもあります。

（2）新たな部署への適応

　現代の若者は元気で明るいようでいて、案外、新しい場面に適応するまでに心理的な抵抗感が強く時間がかかります。異動した新しい部署では、周囲をよく観察し、安心できるようになるまでは、おとなしく行動します。皆に嫌われないように、自分が傷つかないように振舞うという

行動特性をもっています。こうした特性は、子どもの時からの学校生活で無意識のうちに身につけた(いじめからの)護身方法でもあるようです。

新しい部署では、自分からはなかなか先輩や上司に対して積極的に声をかけることはできませんが、自分に声をかけてもらうことを望んでいます。慣れていない仕事で、業務の処理の仕方が分からず困っていても、「職場の皆さんが忙しそうで声をかけられない。声をかけて迷惑をかけては……」と遠慮してしまい、一人で問題を抱えて、いつまでも悩む若い人が、最近特に目立ちます。

このように慣れない新しい担当職務の中で悩みや不安を抱えている人達は若い人に限りません。こうした場合には、積極的に周囲の人から新しい仲間に声をかけ、「どうですか、少しは、慣れましたか」と尋ねる中で、何か問題を抱えて困っていないか、実際に分からずに悩んでいることはないかなどを、ゆっくり聴いてあげることが大切です。すぐに助言しようと考えたり、先回りして情報提供することよりも、まずは徹底的に話を聴いてあげること、不安な気持ちをよく理解してあげること、共感してあげることが大切です。

異動する時には多かれ少なかれ、誰もがこうした心理的な不安を共通して抱えるはずです。職場での温かい思いやり、そして互いを助け合う風土、聴きあうコミュニケーション「互聴」を大切にすることが、メンタルヘルス不調の予防につながります。

3 転勤：中堅期のメンタルヘルス

(1) 若い頃の転勤と移動

転勤はだれにとっても大きな大切なライフイベントです。若いときは比較的しがらみも少なく、気軽に転勤を捉え、むしろいろいろな土地や職場、職務を新たに体験できることに期待を抱き、希望をもって転勤をすることも多いでしょう。そして、そこでの新たな職務経験を今後のキャ

リア形成に活かすことも可能であり、若いときの転勤はマイナスのイメージやそれに伴っておきる問題も少ないと考えられます。若い人でも、家庭があり、子どもがいても、まだ学校の心配（転校）の少ない頃であれば、大きな問題は発生しないことが多いのです。また、近年では働く女性の増加とともに、互いに転勤のために、夫婦が別居し、「遠距離夫婦」を続ける若いカップルも見うけられるようになってきました。

（2）中堅期の転勤と家族の問題

しかし、中堅期になると話は異なります。転勤でも特に住居移動が伴う場合には、転勤にまつわる問題が多々生じてくるでしょう。特に同じ転勤でも、海外転勤となると家族の問題は大きな課題となります。経済発展した先進国と反対に、未開発国では、生活条件が非常に異なることは明らかです。

家族と海外へ転勤した後、子ども達は現地の学校をはじめとして、すぐに転勤先の環境に適応し、友人をつくり言葉を習得することができるようになります。しかし一方で、家庭にただ一人残される主婦達が、海外勤務でメンタルヘルス不調が起きる場合が多くあります。家庭にいるために、言葉だけではなく、現地の習慣にもなかなか適応できず、それが大きなストレスとなり、抑うつ状態、不安障害などになる事例もあります。海外で、悩みを日本語でありのまま話せる医師やカウンセラーもいないところでは、うまく現地語で抱える問題や悩みを表現することができず、結局困り果て日本に帰国する妻達の事例も見受けられます。

たとえ海外転勤ではなくても、父（母）の転勤にともない子どもが転校する場合、転校先での適応がうまくできず、学校で「いじめ」を受けるような問題も発生することがあります。そのため、転勤先で子どもが不登校になるなど、転勤によって子どもの問題を抱え、親が苦悩し、親子共にメンタルヘルス不調になる事例もあります。

また、転勤と家族の問題では、高齢社会の現在、老人の介護の問題が

存在することもあり、そのために転勤が思うようにいかずに悩むケースもあります。このように、転勤に伴う複雑な家族間の問題から、転勤を機に思いもよらないメンタルヘルス不調に突然陥る人が多いのも中堅期の特性です。

(3) 転勤と昇進、昇格

また、中堅期の転勤の場合には、支店や地方の事業所などの管理監督者、マネージャーに昇格する機会になることも多くあります。このため、昇格をし、慣れない土地で新たなメンバーとの人間関係を構築し、そこでのリーダーシップを積極的にとり、早めに成果をあげなければならいという強いプレッシャーを感じる人が多くいます。転勤先で、慣れないうちから、頑張りすぎ、長時間労働による過労から抑うつ状態になる場合もあります。

(4) 転勤と単身赴任

転勤の時に、単身赴任の形態をとるような場合には、家に戻っても話相手もなく、結果として、アルコールの量が増加し、身体を壊したり、アルコール依存になるような中堅期の人達もいます。とくに、こうした単身赴任者の心身の健康管理が非常に大切です。仕事でのストレスを、家の外での飲酒により解消しようとするために、不規則な生活になり食生活が乱れ、生活習慣病にも陥りやすくなる傾向があります。

たとえ単身赴任であったとしても、その地域にうまく適応し、そこでの仲間をつくり、趣味を一緒に楽しんだり、地域の趣味のサークルに参加するなどして、単身赴任期間にしか楽しめないことを独自に行える行動的な人達は、結果として以前よりもむしろ心身共に健康になることもあります。

単身での転勤は男性にとっては、「身辺生活の自立」のためのよい練習チャンスになります。食事づくり、掃除、洗濯、アイロンかけ、ゴミ

だしなどに慣れておくことは、これから必ずだれもが迎える老後の生活の強みに必ずなると考えられます。

　転勤をどのように捉えるか、そして、どのように転勤先で仕事をし、時間を有意義に過ごし、楽しむかは、長い人生の中の1ページとして、より一層大切にしたいものです。いつか振り返った時に、必ずそこには、苦しいことも含め多様な想い出があり、自分の一回しかない人生が変化に富み、むしろ多くを学び、人生が豊かになった、と捉えることもできるようになるでしょう。

4 昇進：中堅期のメンタルヘルス

(1) 慶事の後のうつ病の発症

　昇進は、働く人にとって働き振りや能力が評価され認められた結果であり、自分にとって大変喜ばしいこと、共通におめでたいことと一般に受け取られています。しかし、こうした慶事をきっかけとして、メンタルヘルス不調をおこす人達も多くいます。特にうつ病は、マイナスの出来事をきっかけに発症するだけではなく、反対に昇進などの慶事の後にも発症することがあります。それは一体なぜでしょうか。

　まず、ひとつは環境の変化がその引き金となる場合があります。昇進による異動は、大きな環境変化を伴う場合が多くあります。例えば、これまで小さな支店を担当していた支店長が高い業績を認められ、昇進し規模の大きな支店に栄転となる場合などがあります。また、小さな部署の係長から部下をさらに多く抱える大きな部署の課長に昇進することによって、職場環境や業務内容、責任の範囲などが大きく変化することなどがあります。

　こうした昇進に伴ってその役割・責任範囲の拡大、求められる成果の重み、周囲からの期待などが重く圧力となり加わります。そのため、昇進に伴って、これまで通用していた仕事の進めかた、有していた知識・

スキル、リーダーシップスタイルなどが、新たに昇進した職務・職場環境では通用せず、その結果、うまく機能できなくなることもでてきます。

本人は、昇進を機に「心機一転さらにがんばろう」「会社の期待に応えよう」という気持ちが強くなり、それが自分自身に強いプレッシャーを与えることになります。しかし、どうしたわけか昇進前のように管理者としてうまくいかない、空回りしている、望んでいるようには部下をうまく動かせない、設定目標をクリアできない、などを次第に強く感じるようになります。そして、以前のようにはうまくいかない自分に対して、強い焦燥感、不安感、葛藤などを感じるようになり、次第に体調の不良や不眠などのメンタルヘルス不調の症状が生じてくることがあります。

(2) 昇進後のメンタルヘルス不調への対応

こうした昇進にともなうメンタルヘルス不調は程度の差こそあれ誰にでもあることです。しかしそこで、こうした昇進にともなう不安や焦りなどの悩みをだれかにありのまま話すことができるかどうか、すなわち、問題を「話す」ことによってストレスを「放す」（放つ）ことができるかどうかによっても、その後の状態は異なります。悩みを長期に一人で抱え、だれにも悩みをありのまま話せないような人ほど、次第にメンタルヘルス不調は悪化してくる傾向があります。

しかし、自分の弱みを含め、うまくいかない点について先輩や上司に思い切ってありのまま話し、相談にのってもらったり、産業保健スタッフ（産業医、カウンセラー、看護師など）に相談したり、また、家族に愚痴を聴いてもらったり、運動や趣味で思う存分発散できたりすると状態は改善することも可能です。昇進したからといって、頑張りすぎる必要はありません。まず新たな職場環境に慣れ、職場のメンバーとの信頼関係を徐々に形成しながら、焦ることなく成果をあげていこうと自分に言い聞かせるぐらいが大切です。

（3）昇進の遅れとメンタルヘルス

　反対に、同期の多くの仲間が昇進できたのに、自分だけが昇進できなかったという場合もメンタルヘルスに強い影響がでてくることがあります。昇進が遅れたことによるみじめ感などから、落ち込み、劣等意識が強くなり、自分の会社での将来を極端に悲観しがちになるような人もいます。他者から「あいつは、だめなやつ」と思われているのではないかと、自分をマイナス評価し、次第にメンタルヘルス不調に陥り、抑うつ状態になることがあります。

　こうした場合には、上手に切り替えることも大切です。人の心のありようは、その「事実」をどのように「捉える」（考えるか）か、すなわち「認知」に規定されます。つまり、その事実を落ち込むような捉え方をするから、その結果、私達の心は落ち込んでしまいます。こうした場合にも、これで自分の将来が決定的にマイナス方向へ決まったわけではない、と現実を客観的に冷静に捉えなおし、今後も継続して職務に努力し与えられた責任と役割を十分に果たすことを大切にすることが欠かせません。昇進できなかったことをマイナスに捉え過ぎないよう、今後に対する課題を整理し次回のチャンスに備えることが大切です。

5 中年期のクライシスと新たな出発

（1）中年期の老いの自覚

「アラフォー」という言葉がはやるこの頃、40歳は「40代はまだまだ若くこれからだ」という思いもある反面「ああもう、40代になってしまった」という両方のあい矛盾した複雑な思いを抱く年齢です。そして、40代は20，30代に比べると、確実に体力の衰えなど身体的な変化を少しずつわが身に感じるようになります。かって仕事が忙しい時など徹夜も厭わないほどの体力・気力がありましたが、40歳を過ぎての徹夜はその後の疲労感からも、無理がそろそろきかない年齢であることを痛感する

ようになります。また、40代になるとこれまで視力を誇っていたような人も、次第に暗いところでは細かい字が読みずらくなったり、頭髪に一本二本と白いものを発見するようになるでしょう。こうした身体的な変化は、中年期の人達に少しずつ自分の「老い」を感じさせるようになります。認めたくない変化ではありますが、こうした様々な変化から「もう、自分も若くはないな」という心理的実感が生まれてきます。

しかし、そうは言っても40代はまだまだ若いです。男性の平均寿命は約80歳、女性の平均寿命は約86歳の現在、40代は人生の丁度中間、人生のど真ん中に位置する年代でもあります。心理学者のユングは、40歳を「人生の正午」と呼んでいます。つまり、40代は人生の夕暮れでは決してありません。太陽が一番高い位置で光輝く、人生の中間点に位置している世代なのです。

(2) 思秋期の心理

この中間期の40代は、精神的には揺れ動く時期でもあります。これからの人生に対して多かれ少なかれ不安を感じる人が多い時期でもあり、午前の人生から午後の人生へと大きく転換する時期にあって、身体の変化とともに少しずつ老いを意識し始め、「このままで、自分はいいのだろうか」「このまま流されて、ただ年をとっていいのか」など、漠然とした不安や悩みも出てくる時期です。身体の変化とともに自我に目ざめるという点では、ちょうど思春期の子どもたちと同じ特徴をもっています。思春期に対して、これを「思秋期」と呼んでいます。

働く人達にとっては、組織の中での自分の位置づけ、実際の能力・実力、自分の評価などが、そろそろハッキリ見えてくる頃でもあります。そして、希望に燃えていた若い時と比べ、現実の等身大の自分の姿が鏡にはっきり映るようになります。現実には認めたくはない事実ですが、「自分もこの程度か」「自分の人生のゴールはこのあたりか」と思うと、寂しさとともに限界感を感じることも事実です。

(3) 中年期のストレスと管理

　またその頃、家庭にあっては子ども達が成長し10代の難しい時期に差しかかってきます。子育ても思う通りにはなかなかならないストレスから、家庭の悩みを抱えるのもこの時期です。そして、夫婦の関係性も次第に変化してきます。子どもが成長し次第に自立していくなかで、子どもを介しての夫婦関係から、子ども抜きの夫婦へと関係性が変化していきます。この頃、子ども抜きで夫婦として2人が向き合い一緒に過ごすなかで、夫婦として心が通い合い大切にしあえるような関係になっているかどうかが問われます。しかし現実に、中年期の離婚は増えており、中年期は夫婦間の葛藤が表面化しやすい時期でもあります。女性側からの離婚申し立ても多く、夫はこうした妻の揺れ動く心、気持ちの変化にまったく気づいていない場合もあるのが実際です。こうならないためにも、長年の夫婦としてのこれまでの関係性を再度見直すこともこの時期の大切な課題になります。

　中年期は男女ともに、職場、家庭などから発生する多様なストレスが原因となって、メンタルヘルス不調におちいる人が多くなります。いかにこうした中年期独特のストレスを上手にコントロールし、これまでと同じ速いペースで全力疾走し続けるスタイルから、少しづつ脱皮し中年期にふさわしいライフスタイルへと移行することが大切になります。すなわち、自分にふさわしいペースを大切にしながら、自分らしく自分の道を歩むことを心がけることが必要です。これまで、道端に咲く一輪の美しい花をゆっくり観賞する心のゆとりもないままに、ひたすら前だけを見て走り続けてきたような人は、特に注意が必要です。また、自分から仕事を取った時、自分には何が残るかを真剣に考えることもそろそろ必要になる頃と言えるでしょう。

6 ライフステージと夫婦関係
──その変化と危機

(1) 中年期の夫婦の危機

　最近の傾向として、中年期の離婚が増えています。この中年期の離婚の約7割が、実は妻のほうからの離婚請求です。妻からの突然の三行半は夫にとって「晴天の霹靂」、「寝耳に水」といった出来事であり、夫達の誰もが大きなショックを受け、戸惑い不安に陥ることになります。このように、若いときに愛し合い、人生を共に歩む約束をした夫婦も、年齢とともに次第にその関係性を変えていくことになります。

　長い人生の過程では、思いもかけない予測外の多様な出来事に遭遇するものであり、そうした時に若いときにはうかがい知れなかったような互いの特性が次第に明らかになり、それに伴い夫婦の関係性も変化していきます。遭遇する多様な出来事への対応、捉え方、考えかたなどの僅かな相違が互いにいつしか蓄積され、大きな亀裂となり「ああ、この人とはもう人生をともにできない」と次第に考えるようになり、その亀裂は夫婦の目の前に姿を現すことになります。

(2) 妻から送られるサイン

　妻はそこに至るまでも、たびたびいろいろな「サイン」を夫に送り理解を求めています。特に、夫とある問題（老親のこと、子どものこと、家のことなど）について話がしたい、その問題に対する夫の考えや気持ちを聞きたい、相談にのって欲しい、という強いメッセージを夫に送ります。しかし、夫から返ってくるのは「疲れているから、また、今度にしてくれ」、「忙しいんだ、聞いている暇はない、君に任せるから、うまくやってくれ」「また、その話か、この間、それはもう聞いただろう」などと、妻の抱える問題や苦しみ・悩みを、夫は真正面から受け止め、真剣に聴こう、一緒に考えようとはしない点が、夫に共通している問題点です。

夫たちが大変忙しいことは分かってはいるものの、いつも「仕事、仕事」を盾に妻と真正面から向き会おうとしない夫、妻の気持ちを理解しようとしない夫に対して、妻は次第に失望し、いつしか夫に相談を持ちかけたり、一緒に問題を話し合うことへの期待も失い、夫に対する気持ちは冷たく醒め、夫から心は離れていきます。

(3) 夫婦のライフステージ

　夫婦関係にはいくつかのライフステージがあります。まず、第1ステージは、ふたりだけの新婚生活、そして第2ステージは、幼い子どもを一緒に育てる家族のステージ。第3ステージは、子どもはまだ経済的に依存してはいるものの、精神的には親から離れ、親との関係よりも友人関係を優先するようになるステージ。第4ステージでは、子どもが親から完全に自立し、夫婦が子ども抜きで向き合う関係となるステージです。最後の第5ステージでは、伴侶のどちらかが先に旅立ち、ひとりきりになる孤独なステージです。

　一般的には、夫婦はこのようなパターンをたどりながら夫婦としての形態を変化させていきますが、総ての夫婦関係の変化がこの通りに進行するとは限らないことは当然です。しかし、大切なことはおおよその今後の予測をしながら、どのように夫婦として成長しあい、うまく関係性の変化に適応していくことができるかどうかです。

(4) 夫婦関係の再構築

　妻は子育て、一方夫は仕事に忙しく、中年期までずっと夫婦は互いに背中合わせで、異なる世界で生活をしてきたようなところがあります。そして、中年期には子どもが自立し、夫婦の間をとりもつ子どもの存在がなくなるため、夫婦が「背中あわせの関係」から互いに「向き合う関係」に変わります。こうした夫婦関係の移行期に、夫婦の危機を迎えることがあります。久しぶりに顔を合わせ、別人のような相手と向き合っても、

これといって話す話題もなし、心が通いあうこともなく、2人の関係に、砂を噛むような空しさを感じることが生じてくることがあります。こうならないためには、子どもが自立し、親もとを離れるその時まで、夫婦関係をどのように営み、互いを人生のパートナーとしてどのように大切にしてきたかが問われることになります。

したがって、中年期は夫婦関係を改めて見直し再生する時期でもあります。定年後、かっての新婚時代のように2人だけの生活に戻った時、顔を見合わせ向き合い毎日一緒にこれからの長い人生を過ごす相手として、心の通い合う大切な存在となっているのかどうかが、問われるようになります。こうした夫婦関係の善し悪しは、中高年のメンタルヘルスを左右する大切な要因になります。家庭が2人にとってストレスの場ではなく、リラックスできる心の居場所になっているか、心身の疲れを癒す場になっているのか、夫婦は改めて互いに見つめ直してみることが必要でしょう。

7 定年へ向けての準備

(1) 卒業へ向けての意識

50歳はいつか気づかないうちに「あっ」という間にやって来ます。気持ちの上ではまだまだ若い30代のつもりが、「もう50歳」を迎えるという現実に直面して初めて、自分が50歳になったという事実に愕然とする人が多いのではないでしょうか。そして、50歳を迎えると、だれもがそろそろ職業人生も「最終ラウンド」「最終ステージ」にさしかかってきたという実感が次第に芽生え、長く勤務した職場・組織からの「出口」、「卒業」を意識し始めるようになります。

組織に入口があれば、必ずそこには出口があることは、誰にとっても、ずっと以前から事実として分かっているはずです。しかし、実際に組織からの卒業を真正面から捉え、それに向けて早くから準備する人は少な

いです。むしろ、定年という出口があることをを認めたくない、考えたくないというのが本音のようです。

「出口」の存在は当然のことと頭では理解してはいるものの、いざ、その出口に近づく時期になると、何とも言えない寂しさ、わびしさを感じる人が多く存在しています。そして、長い仕事人生をふりかえり、「これが自分の会社人生であったのか」と、多くの人が一抹の空しさを感じるようになります。

(2) 50代の課題とは何か

しかし、こうした気分のなかでも大切なことは、50代は時間をかけて定年後の準備をそろそろ始める時期であることを自覚することが必要です。すなわち、自分から仕事を取り除き、差し引いた時に、自分には「何が残るのか」ということを考えることです。これまで、仕事いちずの仕事人間であった人、仕事だけに生きがいを見出し、自分のすべてのエネルギーを仕事に注ぎ込んで来た人、会社には自分の居場所があり、会社で仕事をしている時に自分らしい安心できる時間がもてる、と感じていた人は特に要注意です。定年になり、仕事を失い、そのとたん喪失感から60代に「うつ病」を発症する人も増えています。

だれにとっても、「自分から仕事を取った時に何が残るか」と考えることはしたくない、実際に目をそむけたいテーマではないでしょうか。そのため、「その時になって考えればいい、今は仕事で毎日忙しいから」と自分に言い聞かせ、ついつい考えること、準備することを後回しにしがちです。しかし、それでいいのでしょうか。

(3) 定年へ向けた準備

定年後の準備は「早くやりすぎて損をした」、「早すぎてムダをした」、ということは決してありません。仕事に代わる「生きがい」「張り合い」は、定年直前、定年のその時に見つかるものではありません。定年後は

「何か趣味でもやろう」と考えている人も多いですが、心から楽しめる趣味、打ち込める趣味は、そうやすやすとは見つからないのも事実です。「生きがい」となり得るような楽しみは、長い時間をかけてやってみてこそ、「生きがい」となるのではないでしょうか。今日やり始め、明日には「生きがい」となるものはないからです。

（4）定年後のメンタルヘルス

　最近、定年後の「アルコール依存症」「うつ病」が増加しています。それは何故でしょうか。定年後に仕事を失ったとたん、心の張り合いを失い、人生の目標を失い、心にぽっかり空いた空洞をうまく埋めることができなくなり、それを紛らわすために、ついついアルコールに手が出るようになります。こうして、アルコールで定年後の空しい気分を少しずつごまかしているうちに、いつしか酒量は次第に増加し、アルコール無しでは生活ができないようになってしまい、アルコール依存に落ち込んでしまいます。

　こうならないようにするためには、どうしたらよいのでしょうか。ある人達は、会社からの卒業に備えて50代から定年後の人生設計を行ない、着々と定年後の準備をし、むしろ定年を心待ちにしている人達もいます。彼らは定年後の「自分のための人生」、「自分のための自由時間」に、やりたいこと、目標を明確化し、そのための準備を怠らなかった人達です。もちろん、適量のアルコールを楽しみにしても、決してアルコールに飲まれるようなことはしません。こうした人達は、むしろ定年の日がくることを指折り数えて心待ちにしているようなところもあります。それは、時間をかけて定年後の準備をしてきたからこそであると言えるでしょう。「備えあれば憂いなし」とはまさに名言ではないでしょうか。備え方は人それぞれでしょう。他の人の真似をしても、それが必ずしも自分に合っているかどうかは分かりません。しかし、試してみることです。行動しながら、いろいろ試行錯誤し、チャレンジしてみることです。行動もせ

ず腕を組んでただ考えているだけでは、「生きがい」は決して向こうから歩いてやっては来ません。

8 第二の人生のスタートと歳をとることの価値

(1) 喪失感をいかに埋めるか

　定年を迎える頃になって、これまでを振り返ると、若いときからの長い職業人生は、誰にとってもあたかもあっという間の短い出来事のように感じられるのではないでしょうか。高齢社会を迎え、定年後も何と20年から30年の長い人生が、私達の目の前には控えています。定年を迎えた人達は、仕事がなくなり、会社の名刺がなくなり、肩書きも地位も、そして収入もなくなり、若さを失い、こうしたむなしい喪失感に必ず多くの人が襲われます。

　いっきに何もかも自分から剥奪され、定年とともに、丸裸にされるような荒涼感を感じる人が多いのではないでしょうか。すなわち、「自分とは何か」を語る、最も核になる職業人としてのアイデンティティを定年とともに失ってしまうからです。このように定年を迎えた人が、強い喪失感、空虚感を感じ、一時的に自信を喪失することはよくあることです。そして、それが原因でメンタルヘルス不調となり、抑うつ状態、精神不安定になることがあります。

　定年はいつか必ず誰にでもやってくる事実です。早めに定年に向けていかに準備し、抜け殻のようにならないようにすることが欠かせません。高齢になったとき、自分の一生を振り返って「充実したよい人生であった」と感じることができる人は何人いるでしょうか。

(2) 新たな高齢者像の創造

　高齢者は次のものを次第に失うといわれています。①心身の健康、②

経済的基盤、③社会的つながり、④生きる目的、⑤生きる意味や生きる価値などです。しかし、仕事から解放され、定年後こそ自分の時間をすべて自由に使い、創造的な自己実現に毎日の自由時間を活用できる、本来、最も喜ばしい時期でもあります。むしろ、自分のこれからの新しい可能性を発展させるための絶好のチャンスであるとも考えられます。

　これまで高齢者はただ次第に老い、衰退するばかりであると考えられていましたが、最近の生涯発達心理学は、高齢者は一律に老いないことを研究結果から証明しています。例えば、知能発達に関しても、これまでは、20代をピークに知能発達は下降すると考えられていましたが、近年では「結晶性の知能」の概念が導入され、高齢になるまで緩やかに発達し維持されるということも研究結果から導き出されています。すなわち、豊かな長い人生経験からあみ出された高齢者の「知恵」は、若い人達には決してないものです。ですから、高齢者は自分のこれまでの長い人生経験に自信をもち、これからも「自分の内に潜んでいる能力は、死ぬまで伸び続ける」ということを忘れてはなりません。

(3) 人生に遅すぎるということはない

　高齢者は若い時のように身体的にはこれ以上発達もせず、むしろ老いて機能は次第に低下するばかりですが、しかし、一方では人間として内面的に成熟し豊かになり、むしろ「内的に輝く」存在となります。若いときには決して気づかなかったこの世の真実、奥深さに改めて気づき、長い人生経験に裏打ちされた本物を見極める目をもつこともできるようになるでしょう。

　高齢の日野原重明★さんは、『老いを創める』という本の巻頭に次のような言葉を書いています。「年老いているということは、もし、人が創

★── 1911年生まれ。医師(内科)、聖路加国際病院理事長。現在も高齢にもかかわらず、精力的に医療、執筆をはじめ幅広い活動を行っている。

めるということの真の意味を忘れなければ、素晴らしいことである」と。すなわち、「よく老いることは、よく死ぬことのために必要であり、よく死ぬことは、よく生きることだ」とも述べています。また、「自分は年をとりすぎているから、新しいことを創めることはできない」と考えるのをやめて、「人生には遅すぎるということはないと信じてください」と語っています。

（4）人生の質をさらに高める

高齢者にはそれなりの役割があると考えられています。生産性が高い人だけが価値をもっているという、資本の論理だけで割り切るならば、赤ちゃんや高齢者、障害者などは不要な存在になってしまいます。高齢者だけがもっている生活の知恵、歴史的な貴重な体験、高齢者だからこそ発言できる自由な考えを活かし、積極的に生活することが大切でしょう。昔、上智大学で働かれていたデーケン先生は、「老年期に追求すべき内面的価値のうち、最も本質的なものは愛に満ちた思いやりの心ではないだろうか」と述べています。そして、「人生は何年生きたかではなく、どう生きたかが大切です」とも語っています。

9 偶然の中にも意味を見出す：人生の役割を果たす

（1）人生の役割を果たす

キャリア心理学者のスーパー（Super）★は、人生には「9つの役割」があると言っています。今、自分はどのような役割を担っているのかをよく知り、それを理解し行動に移すことが大切であるとしました。

★──D・スーパー（1910〜1994）コロンビア大学名誉教授。キャリア心理学者。キャリア形成の社会・文化的要因を研究し、ライフ・キャリアレインボー、人生役割、アーチモデルなどの理論を提唱した。

その9つの役割とは、①子ども、②学ぶ人（学生）、③余暇を楽しむ人、④市民、⑤配偶者、⑥労働者、⑦家庭人（自分の過程を維持、管理する）、⑧親、⑨年金生活者の9つです。このように、人生の節目・節目で誰もが複数の役割を同時に担い、その役割を果たしています。この連鎖こそが「キャリア」(Career)であるとスーパーは考えました。

　そして私達には、それぞれの人生役割を演じるための劇場・舞台があり、「家（家庭）、地域、学校、職場」などがそれらの役割を演じる舞台となるとしました。そして、こうした人生役割を、節目・節目で上手にバランスよく果たし、かつ役割に満足できるような場合には、人生（ライフキャリア）は成功しているとスーパーは考えました。

　しかし、こうした役割のバランスを欠き、バランスが取れないと、その結果、多様な問題が発生し、心の安定と不安定（メンタルヘルス不調）を左右する要因ともなると言っています。言い換えれば、「ワークライフバランス」の考えかたは、まさにこうした人生役割の視点から大切にされている概念であるといえます。

（2）自己概念とメンタルヘルス

　また、スーパーは自己概念が重要な意味をもっていると述べています。すなわち、人が自分自身をどのように捉えているかということです。この自己概念が否定的であると、自己効力感もマイナスであり（何をやっても自分はうまくいかないだろうと否定的に予測する）、そのため、人生での大事な選択を行うようなときも選択は不適切であり、そのために不満足な結果を生み出しやすいとしています。

　こうした自己概念は、周囲からのフィードバックによって、形成される部分が大きく、大切な意味をもっています。例えば、子どもの時から親にどのような言葉を投げかけられて養育されたか、また、学校や職場で教師や上司から、どのような評価を受けて今日まで来たかなどが自己概念の形成に大きな影響を及ぼしています。

反対に、私達が他者に無意識に投げかけている言葉の数々は、相手の自己概念を形成している大きな要因となっています。そして、人を意欲的にし、目標に向けて動機づけるためには、肯定的な自己概念の形成支援が不可欠です。自分に自信をもち前向きに歩むためにも、こうした肯定的な自己概念の形成を支援することは、メンタルヘルスの上でもいかに大切かがお分かりいただけるでしょう。人の発達過程において鍵を握っている概念が、「自己概念」であり、メンタルヘルスの鍵をにぎっているのも、ある意味自己概念であると言っても過言ではないでしょう。

(3) プランド・ハプンスタンス（Planned Happenstance）

役割のバランス、自己概念の大切さなどはメンタルヘルスの基底を構成する大切な要素です。

しかし、人の発達過程では出来事の多くはほとんど「偶然の連続性」の中で形成されていきます。

大切なことはこうした偶然を単なる偶然に終わらせることなく、自分の人生（ライフキャリア）にとって「意味あるもの」に変換することです。偶然に出会いそれを意味あるものに変換するためには、そこにどのような「意味を見出すか」、「意味づけをするか」が重要であるといえます。例えば、現在担当する職務も「たまたまの偶然」担当したに過ぎないかもしれません。しかし、それを自分のライフキャリア上で「必然化する」ことによって、「意味」はそこからおのずと生まれてきます。この仕事は「出逢うべくして出逢った仕事」と捉えるだけでも、そこに意味は発生してくるでしょう。何故ならば、どのような仕事からも得るもの（知識、スキル、経験、人脈など）は必ずあるからです。日ごろから、たまたまの偶然であっても、それを大切にし、丁寧に仕事を行うことは、次のチャンスを生み出す源泉（準備）となります。また、その反対にチャンスは、こうした準備のある人の所にやってくるものだとも言えます。

人の発達過程には自分の力では、必ずしもコントロールできないもの

が多数存在します。しかし、そこでの役割を確実に果たし、肯定的な自己概念を自ら創造し、偶然を「意味あるものに変換する」ことによって、他の人とは異なる「自分らしい人生・ライフキャリア」の形成が可能になるでしょう。

10 人生90年時代の人生設計

(1) 人生計画の大切さ

　一年間の時間の流れの速さは、年齢が次第に高くなるほど実感されるのではないでしょうか。あっという間に時間が経過し、考えてみればつい先日のように数年前を思い出すほどです。

　このように、3年、5年という年月の長さは、年齢が高くなるほど次第に時間感覚は短くなり、ふと気がつくと誰もがすでに40歳、50歳という年齢を迎えるようになります。そして、その頃には、次第に体力や視力などにも衰えを感じ、自分にも次第に老いの足音が聞こえてくるような年齢となります。

　こうした中で大切なことは、ただ流されて年齢を重ねるのではなく、たとえおおよその計画であったとしても自分の「人生の設計図」をもつことです。かつて若い時期に人生の設計図を描いたとしても、年月を経て必ずしもその通りにならないことは当たり前です。現代社会の激しい環境変化の中では、誰もがかつて若い時に描いた設計図通りには、ことは進まないでしょう。しかし、だからと言って、まったく計画もなく目の前の雑事に追われるままに歳を重ね、気がつけばなんと50歳、60歳というよりも、おおよその人生設計や人生目標を持ちながら50歳、60歳を迎えるのとでは、確実に相違がそこに生じてくることでしょう。

(2) 行動する中から形成される

　すなわち、3年後には自分はどうありたいのか、5年後にはどのよう

な自分になりたいのか、何をしたいのか、何ができる自分になりたいのか、どのような生活がしたいのかなど、まず具体的に考えてみることが大切です。そして、単に仕事の目標ではなく、将来の「自分の人生目標」を設定し、その目標を達成するためには具体的に何をしたらよいのか、今から何を意識的に準備し、実際に行動したらよいのかなどについて書き出し、その達成へのプロセスを計画することが必要です。「こうあったらいいな」「こんな風になれたらいいな」とただ腕を組んで考えているだけでは、意味がありませんし、それを実現することはできません。

ただ考えているだけでは、向こうから自分の望む姿、ありたい自分、なりたい自分の理想は近寄って来てくれません。自分から積極的に行動し、自分から目標に向けて一歩、一歩、歩み寄っていくことです。「生きがい」は他人から与えられるものではなく、自ら主体的に創り出していくものであり、自ら摘み取っていくものです。

たとえその計画通りに進まず、目標達成できなかったとしても、その達成への過程では多様な経験をし、いろいろな人と出会うこともできるでしょう。こうした自分が描いた目標達成に至る過程には、無駄なことは一切何も無い、と考えることが大切です。

(3) 人生90年の設計図をもつ

今や人生は90年時代を迎えました。女性は世界一の長寿で約86歳が平均寿命、男性も約80歳です。こうした男女の平均寿命から、現在の自分の年齢を差し引いてみてはどうでしょうか。あと、約何年が自分の人生に残されているかが分かります。そして、大切なことは、その残された長い時間をどのように有意義に、そして楽しく豊かに過ごすのか、どのような目標を持ちながら心身ともに健康で、死ぬその日まで楽しく豊かに暮らすことができるのかです。「生きがい」はある日突然目の前に現れることはありません。自ら若いときから意識して生きがいを探索し、興味・関心あることを継続して追及し、維持していく中で、生きがいと

呼べるものに次第に変容していくのではないでしょうか。

　90年人生の設計図をもつことは、高齢社会を目の前にして誰にとっても大切な課題です。そのためには、①何を維持するのか、②何を改善するのか、③何を新しく獲得し自分に付け加えるのか、この3点から、自分自身を見つめなおしてみてはどうでしょうか。そして、自分らしい目標を設定し、それらを絶えず意識し、行動を次第に変容させていくことが、その具体的な方法になります。心身の健康をひとつ例に取り上げても、健康であるためには何を大切にしなければならないのか、何を控えなければならないのか、何をもっと積極的に行った方がよいかなどが、おのずと見えてくるでしょう。かけがえのない一度しかない自分の人生が心身ともに健康であるために、たとえおおよそであったとしても人生90年の設計図を描いてみることが欠かせません。

　生きがいをもち、楽しく豊かに心の張りあいを維持しながら生活することは、メンタルヘルスの原点であり、それは同時に身体の健康を支える大切な条件でもあります。

おわりに

　メンタルヘルスの問題は、現在どの組織においても避けては通れない重要課題です。しかし、実際にどのようにメンタルヘルス課題を遂行し、実践したらよいか戸惑っているのではないでしょうか。
　一応は管理監督者のためのメンタルヘルス教育は行っているとしても、その知識は果たして管理監督者の血となり肉となり、職場で実際に効果的な対応ができるような実践的な内容のものになっているでしょうか。よくあるメンタルヘルス教育は、難しい精神医学的な専門用語を並べただけの表層的な教育に過ぎず、管理監督者として実際に職場で簡単に誰にでも応用が可能なレベルに噛み砕かれていない例を多々目にします。大切なことは、実践できるか否かです。それも、ことに至ってからの対応だけではなく、日ごろから管理監督者として、メンタルヘルス不調者を職場から出さない、自分の部下をメンタルヘルス不調者にはさせない、という日ごろから予防に対する意識の高さのあるなしが問われます。

仕事は人生の中で非常に多くの時間を占めており、仕事は働く人々の人生の重要な核になる要素です。ですから、心身ともに健康に毎日働き、その仕事に充実感ややりがい、達成感を覚え、自らのもつ能力を仕事の中で最大限に発揮でき自分の能力を活かすことができていると感じられるか否か、ということは精神的な健康に大きくかかわる要因です。

　だれもが、仕事を通して自己実現を望んでいます。自分のもてる能力を最大限発揮するなかで、周囲から認められ評価され、そして社会や組織に貢献したいと望んでいます。ですから、働く人々のメンタルヘルス不調を防止し、心の健康を維持しさらに動機づけることによって、働く人々の働きがい、生きがいを創造する支援をすることは、組織の役割であり、責任でもあります。

　精神的な充足感は人の心を活性化し、さらに自らの成長・発達、自己実現へと主体的に向かわせる大切な基盤となります。こうした観点から、組織は働く人々の心の充足と、精神的な充実感の支援が重要な経営課題であることは、これまでも何度も繰り返し述べられてきました。しかし、現実に我々が直面する深刻なメンタルヘルス不調の増加は、これを裏付けるものとなっていません。

　「その重要性は分かっているけど」と言う弁解にも似た言葉はすでに通用しません。大切なことは、現場でどの位真剣に働く人の心の健康の増進、メンタルヘルス不調の予防に徹底して取り組むかです。この根底には、その組織が「何に価値をおいて経営を行っているのか」が問われるでしょう。従業員の健康を損なってでも利益を生み出そうとする価値観をもつところからは、最終的に消費者に満足を与えるような優良な製品やサービスを生み出すことはできません。なぜなら、メンタルヘルス不調の従業員から、こうした優良な製品やサービスを生み出す、創造的な思考力や働くエネルギーを奪いとってしまうからです。

　組織や企業の発展を実現するには、従業員の心身の「健康」が重要な最高のキーワードです。これを忘れて企業は発展も成長もできません。

「人・もの・金」といわれる、経営資源のなかで、最初に挙げられるこの「人」資源をいかに大切にするか、それは、働く人たちの健康をいかに保障し、健康な組織となるかにかかっています。「うちの会社からはメンタルヘルス不調者はでない」、また、「メンタルヘルス不調による休職者はいない」と明言できる組織となるように真摯なメンタルヘルス増進の取り組みが求められています。

　拙著を日々職場や家庭でご活用いただき、心身ともに健康な組織「ヘルシーカンパニー」(healthy company)作りに是非活かしていただくことを、執筆者一同願っております。

　出版にあたり、駿河台出版社の編集者の石田和男氏には大変お世話になりました。この場を借り、心より石田和男氏にお礼と感謝の言葉をお贈りいたします。ありがとうございました。

2010年8月
宮城まり子（法政大学）
角田佳子（アルプスビジネスクリエーション）
岸本智美（アルプスビジネスクリエーション）

著者略歴

宮城まり子(みやぎ・まりこ)
現職　法政大学キャリアデザイン学部教授、臨床心理士
慶応義塾大学文学部心理学科卒業、早稲田大学大学院文学研究科心理学専攻修士課程修了。
専門は、臨床心理学、生涯発達心理学、産業・組織心理学、キャリア心理学。
著書に『対人能力を伸ばせ』(産能大學出版)、『目標達成と動機づけのマネジメント』(ダイヤモンド社)、『心理学』『コミュニケーション』(産能大学通信教育部)、『キャリアサポート』監修、(駿河台出版社)『キャリアカウンセリング』(駿河台出版社)、他。
現在、日本産業カウンセリング学会副会長、日本キャリアデザイン学会理事。

角田佳子(つのだ・よしこ)
TEMPLE UNIV. JAPAN ART&SCIENCE B. A. DEGREE 取得。日本航空(株)勤務(客室乗務員訓練部教官・国際線パーサー労働組合執行役員等の歴任)を経て、2004年から(株)アルプスビジネスクリエーション勤務。メンタルヘルス施策と各種研修の企画・開発・運営に携わっている。産業カウンセラー。

岸本智美(きしもと・ともみ)
筑波大学大学院教育研究科カウンセリングコース修了。学習参考書の企画・編集、また研修のプログラム開発や教材開発・製作に従事した後、(株)アルプスビジネスクリエーションにて、メンタルヘルスケアのための活動、研修の企画運営などに携わる。臨床心理士、産業カウンセラー。著書に『EQトレーニング』共著(あさ出版)、『臨床組織心理学入門』分担執筆(ナカニシヤ出版)。

職場のメンタルヘルス

2010年10月1日　初版第1刷発行

著者	宮城まり子・角田佳子・岸本智美
発行者	井田洋二
発行所	株式会社駿河台出版社 東京都千代田区神田駿河台3丁目7番地　〒101-0062 電話　　03-3291-1676(代) FAX　　03-3291-1675 振替東京　00190-3-56669 http://www.e-surugadai.com
製版所	株式会社フォレスト
印刷所	三友印刷株式会社
装幀・デザイン	宗利淳一・田中奈緒子

万一落丁乱丁の場合はお取り替えいたします。
ISBN 978-4-411-04011-4　c0011　¥2200E